METHODENLEHRE DER THERAPEUTISCHEN UNTERSUCHUNG

VON

PAUL MARTINI

PROFESSOR DER MEDIZIN
DIREKTOR DER MEDIZINISCHEN KLINIK
DER UNIVERSITÄT BONN

MIT 9 ABBILDUNGEN

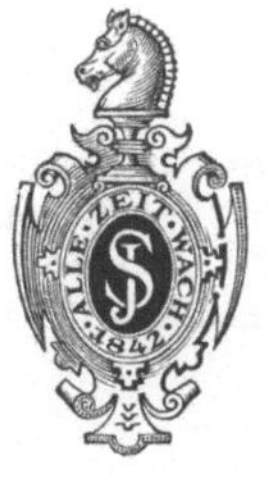

SPRINGER-VERLAG BERLIN HEIDELBERG GMBH 1932

ISBN 978-3-662-40611-3   ISBN 978-3-662-41091-2 (eBook)
DOI 10.1007/978-3-662-41091-2

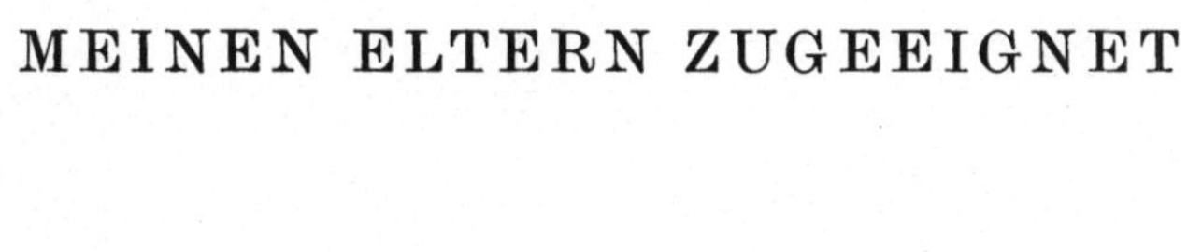

MEINEN ELTERN ZUGEEIGNET

Vorwort.

Drei Jahre, in denen ich das Glück hatte, die große medizinische Abteilung des St. Hedwigkrankenhauses in Berlin zu leiten, waren erfüllt von dem Suchen nach befriedigenden Methoden therapeutischer Untersuchungen. Die vorliegenden Ergebnisse sind noch nichts Vollendetes. Ich veröffentliche sie trotzdem, denn die Änderung des bisherigen Zustandes scheint mir keinen Aufschub zu ertragen.

Bonn, im April 1932.

MARTINI.

Inhaltsverzeichnis.

Inhaltsverzeichnis. VII

Einleitung.

Letztes Ziel naturwissenschaftlicher Methodik ist *das eindeutig bestimmte Experiment, der reine Fall*. Nur er ist immer die gleiche Frage an die Natur, auf die die Natur kraft ihrer Gesetzlichkeit und Kausalität immer die gleiche Antwort geben wird; ein einziges eindeutig ausgeführtes Experiment ist deshalb mehr wert als alle Tatsachenaufhäufungen. Aber der reine Fall ist zwar letztes, doch nur in der reinsten Naturwissenschaft, der Physik, erreichbares Ziel; nur in dieser wird daher die Induktion zu einer exakten. Außerhalb der Physik ist die induktive Methode immer nur eine generalisierende und erst recht bei einer so komplexen Wissenschaft wie der Medizin. Dennoch ist es auch der medizinischen Wissenschaft möglich, zu einer großen Wahrscheinlichkeit ihrer Ergebnisse zu kommen, wenn ihr nur zweierlei gelingt: sie muß sich erstens der exakten Induktion wenigstens nähern, sie muß ihre Experimente so ordnen, daß die Nebenursachen vernachlässigt werden dürfen; sie muß ferner durch eine Vielzahl von Fällen das ersetzen, was ihr an Eindeutigkeit des Einzelfalles fehlt. Für uns kommt alles auf die Frage an, ob diese Forderungen in der Medizin und im besonderen in der therapeutischen Forschung in genügender Weise erfüllbar sind. Die Antwort wird zugleich die *Voraussetzungen* darlegen, die bei therapeutischen Untersuchungen gegeben sein müssen, und die *Gesetze*, nach denen die Untersucher sich richten müssen[1].

I. Der Vergleich als Grundlage der therapeutischen Untersuchung.

Wichtigste Voraussetzung jeder vergleichenden Beobachtung — und jede therapeutische Untersuchung ist eine solche — ist der Besitz einer Vergleichsgrundlage, d. h. die Kenntnis des gesetzmäßigen Ablaufs des Naturvorgangs ohne den willkürlichen Faktor unseres Versuchs. Daß im Bereich klinischer Untersuchungen die Abläufe zwar gesetzmäßig, aber nicht sicher voraussichtlich, sondern nur mutmaßlich sein können, ändert nichts an der Gültigkeit dieser Forderung. Vergleichsgrundlagen können gewonnen werden aus der Beobachtung des *Verlaufs* einer Erkrankung, ihrer *Dauer* und ihres *Ausgangs*; für alle drei muß bekannt sein ihr Verhalten einerseits ohne spezifische Behandlung, andererseits unter einer solchen.

---

[1] Vgl. dazu BR. BAUCH: Studien zur Philosophie der exakten Wissenschaften. Heidelberg 1911.

Der Krankheitsverlauf in einem bestimmten Fall kann unmöglich gemessen werden an einem Durchschnitt, der aus einer Summe anderer Fälle gezogen ist, sondern nur aus der aus der Beobachtung dieses Einzelfalls selbst gewonnenen Erfahrung; diese Forderung ergibt sich aus der Individualität eines jeden einzelnen Kranken. Damit entfällt der Verlauf als Vergleichsgrundlage für die meisten *akuten Erkrankungen*, jedenfalls für alle rasch und in starker Bewegung ablaufenden. Da diese Erkrankungen aber großenteils einen einigermaßen regelmäßigen typischen Ablauf haben, werden sie zumeist aus dem *aus einer Summe anderer gleichartiger Erkrankungen gewonnenen Durchschnitt von Dauer und Ausgang* beurteilt werden können; Prototyp sind hier die akuten Infektionskrankheiten.

Bei den *chronischen Erkrankungen* wiederum erlebt der einzelne Arzt nur selten zugleich Verlauf, Dauer und Ausgang; die beiden letzteren bleiben ihm zumeist verborgen, und er wird bei therapeutischen Untersuchungen sich fast immer mit der *Beobachtung des Verlaufs* begnügen müssen; dieser steht ihm dafür um so ausgedehnter zur Verfügung, je chronischer, je langgestreckter die Erkrankung verläuft. Wir werden sehen, daß diese Verschiedenheit zwischen kurz dauernden akuten und lang dauernden chronischen Erkrankungen weitgehende Konsequenzen für die Art der vergleichenden Untersuchung mit sich bringt.

Wollen wir eine Vergleichsgrundlage für die *Beobachtung des Verlaufs* einer Erkrankung gewinnen, so wird die ärztliche Beobachtung des einzelnen Kranken vor dem Einsatz des zu prüfenden Heilverfahrens fast immer unentbehrlich sein. Dies ist, wie oben auseinandergesetzt, die Methode der Wahl bei allen chronischen Erkrankungen; die Vergleichsgrundlage wird erworben mittels einer Vor- oder einer (seltener) Nachbeobachtung; sie muß in jedem Fall der Beobachtungszeit des zu prüfenden Heilmittels benachbart sein[1]. Deren Dauer hängt ab einerseits von den klinischen Kontrollmöglichkeiten, andererseits von der Form des Krankheitsverlaufs. Sind die Kontrollmöglichkeiten objektiv verfolgbar, exakt und zahlenmäßig darstellbar, so wird sich die Vorbeobachtungszeit verkürzen. Auch je kontinuierlicher ein Krankheitsverlauf ist, um so kürzerer Vorbeobachtungszeit wird es bedürfen.

Die Vorbeobachtungszeit wird die eindeutigsten Ergebnisse liefern, wenn es möglich ist, während ihrer Dauer jede Therapie, wenigstens aber jede spezifische Therapie zu vermeiden. Aus ärztlichen Gründen wird ersteres zumeist, letzteres manchmal unmöglich sein; es ist dann selbstverständlich unumgänglich notwendig, auch nach dem Einsatz des zu prüfenden Mittels mit der bis dahin verabreichten Therapie genau in der gleichen Art und Dosierung fortzufahren; mit der Prüfung

---

[1] Vor- und Nachbeobachtung können auch „Kontrollperioden" genannt werden, denen die Beobachtungszeit als Prüfungsperiode gegenübersteht

darf in diesem Fall also erst begonnen werden, wenn nichts dem entgegensteht, daß die bisherige Behandlung auch während der Prüfungszeit gleichmäßig weitergeführt wird.

Die Vorbeobachtungszeit bezieht sich nicht auf einen Zustand, sondern auf einen Verlauf, der dazu noch nicht einmal immer kontinuierlich ist. Als Vergleichsgrundlage kann sie nur dienen, wenn sie wenigstens eine genügende *Gleichmäßigkeit ihres Verlaufs* zeigt; „genügend" ist hier gleich ausreichend zur Gewinnung eines (mutmaßlichen) Urteils über den weiteren voraussichtlichen spontanen Verlauf. Ein solches Urteil ist am leichtesten und sichersten, wenn es in der Vorbeobachtungszeit zur *Konstanz des Verlaufs* gekommen ist, wenn z. B. ohne jede therapeutische Maßnahme, unter „Oudenotherapie", wie sie BLEULER nannte, eine konstante positive Bilanz der Wasserausscheidung, konstantes Gewicht usw. bei Herzinsuffizienz eingetreten sind, oder wenn ein erhöhter Ruhe-Nüchternstoffwechsel konstante gleichbleibende Werte erreicht hat. Gerade bei der durch die letztgenannte Stoffwechselstörung charakterisierten Erkrankung wird aber offenbar, daß wir sehr häufig auf eine solche Konstanz von zahlenmäßigen Werten nicht warten können; wir müssen in den meisten Fällen schon zufrieden sein, wenn wir überhaupt einen kurvenmäßigen, *kontinuierlichen und gerichteten Verlauf* feststellen können, und sind auch sehr wohl imstande, eine solche Kurve als Vergleichsgrundlage zu verwerten. Unvergleichlich problematischer wird die Beurteilung bei diskontinuierlichem oder nicht gerichtetem, schwankendem Verlauf; die Schwierigkeiten werden dann meist so groß (besonders bei Krankheiten, die mit Anfällen einhergehen), daß sie jede Vorbeobachtung illusorisch machen können.

Die Berichte der Kranken über ihre eigene Krankengeschichte werden nur in den allerseltensten Fällen als Vorbeobachtung genügen; solche anamnestische Aussagen unterliegen zu sehr der Gefahr der subjektiven Färbung. Aber auch bei ärztlichen Berichten aus der ambulanten Praxis werden die möglichen Fehlerquellen soviel größer sein als bei der stationären Beobachtung im Krankenhaus, daß sie wohl als Wegweiser für unsere eigene Beobachtung und evtl. auch für unsere Versuchsanordnung von Wert sein werden, aber nicht als so gesicherte Erfahrung, daß sie uns als Vergleichsgrundlage unseres Urteils ausreichen würden. Die Angaben aus der Zeit vor der Krankenhausaufnahme müssen schon ungewöhnlich detailliert und präzis sein, müssen eine besonders große Gleichmäßigkeit des Verhaltens, des Befindens und der Behandlung bzw. Nichtbehandlung des Kranken vor der Krankenhausaufnahme beweisen, wenn sie als Teil oder gar als alleinige Grundlage unserer therapeutischen Prüfung sollen verwertet werden dürfen. Dies trifft auch nur bei verhältnismäßig eindeutigen Erkrankungen zu, z. B. manchmal bei chronischen Arthritiden, Ischias und anderen Neuralgien.

Ist der Verlauf einer Erkrankung zu kurz, als daß eine vergleichende Beobachtung in genügend langen Perioden zustande käme, oder kommt es, wie bei den akuten Erkrankungen gewöhnlich, überhaupt nicht zu einer Kontinuität des Verlaufs, so entfällt die Möglichkeit einer eigenen Vorbeobachtung, und es muß eine andere Vergleichsgrundlage gesucht werden. Diese Möglichkeit ist gegeben bei einem Krankheitsverlauf, der nicht gerade regelrecht typisch zu sein braucht, aber immerhin so beschaffen sein muß, daß er erlaubt, aus vielen Fällen der gleichen Erkrankung *Durchschnittszahlen* zu gewinnen *für die Dauer*, wenigstens aber für den voraussichtlichen *Ausgang* eines Falles *der gleichen Erkrankung* unter bestimmten Bedingungen. Der „*Gleichheit*" *der Erkrankung* ist hier allerdings erst recht nicht Genüge getan mit der Gleichheit der Diagnose, der Benennung; z. B. müssen bei Infektionskrankheiten die ganzen epidemiologischen Variationsmöglichkeiten mitberücksichtigt werden, damit wirklich nur Gleiches mit Gleichem verglichen wird. Bei starken epidemiologischen Schwankungen wird es überhaupt unmöglich, Krankengruppen aus verschiedenen zeitlichen Perioden miteinander zu vergleichen; die Literatur der Therapie der akuten epidemischen Krankheiten mit ihrer Unzahl von verfrühten Siegesmeldungen ist eine fortlaufende Beweiskette hierfür.

Solchen aus epidemiologischen und anderen Schwankungen entspringenden Schwierigkeiten beugt in souveräner Weise vor die von Wagner-Jauregg so benannte „*Simultanmethode*". Von Patienten gleicher Erkrankung, die unter sonst gleichen Bedingungen stehen, wird abwechselnd einer ohne jedes spezifische Mittel behandelt oder höchstens mit Mitteln, die nach Art und Grad ihrer Wirkung genügend bekannt sind, während dem anderen außerdem das zu prüfende Mittel zugelegt wird; unentbehrliche symptomatische Mittel (z. B. Analeptica) müssen beiden in gleicher Weise und Menge verabreicht werden.

Die Forderung der „*Gleichheit der übrigen Versuchsbedingungen*" kann beim Vergleich von Kranken überhaupt gar nicht streng genug ausgelegt, durchdacht und durchgeführt werden können. So kommen zu epidemiologischen Schwankungen der Infektionskrankheiten *bakteriologische Differenzierungen* der Erreger — man denke an die Pneumokokkentypen —, die bei differenzierter fachgemäßer Untersuchung großenteils von vornherein als Fehlerquellen ausschaltbar sind. Bei vielen Erkrankungen können *Körperzustand*, *Alter* und *Geschlecht* bei ungenügender Berücksichtigung zu den schwersten statistischen Fehlern führen. Je kleiner die Vergleichszahlen sind, um so eher kommt es zu Fehlern, bei ganz großen Zahlen darf dieser Faktor allerdings unter Umständen teilweise vernachlässigt werden.

Es ist von vornherein wahrscheinlich, daß die zu einem vergleichenden Urteil notwendige *Zahl der Beobachtungsfälle* und die notwendige

Dauer der Beobachtung verschieden sein werden bei den verschiedenen Krankheiten. Es wird sich herausstellen, daß Zahl und Dauer teilweise von den gleichen Faktoren abhängen. Die Zahl der zu beobachtenden Fälle wird aber ihrerseits auch in einer Abhängigkeit stehen von der Dauer der Einzelbeobachtungen. Die oben beschriebene Zweiheit der Untersuchungsmöglichkeit, je nachdem das Augenmerk auf Dauer und Ausgang oder auf den Verlauf der Erkrankung gerichtet wird, führt hier zu besonderen methodologischen Forderungen.

Ich setze als richtig voraus, daß die Beobachtung des Verlaufs einer Erkrankung mittels der Vorbeobachtung so viel Zeit benötigt, daß sie überhaupt nur bei lange dauernden Erkrankungen möglich ist; daraus allein erhellt schon, daß eine Beobachtung, die sich auf den Verlauf einer Erkrankung bezieht, ihrer Natur nach umfassender und gründlicher sein wird als eine, die darauf verzichten muß, den voraussichtlichen Spontanverlauf aus der einzelnen Erkrankung heraus festzustellen und sich im wesentlichen mit den Kriterien der Krankheitsdauer und des Ausgangs begnügt. Ist durch eine Vorbeobachtungszeit erst der spontane, unbeeinflußte Verlauf und dann der Verlauf unter dem Einfluß einer besonderen therapeutischen Methode erkannt, so hat ein solcher Einzelfall schon für sich allein den Wert eines in sich geschlossenen Experiments; daran wird prinzipiell nichts dadurch geändert, daß wir in der Klinik von dem oben apostrophierten „reinen Fall" immer weiter entfernt bleiben als irgendwo in der Naturwissenschaft.

Stehen uns dagegen als Vergleichsgrundlagen nur die an einer Gruppe gleicher oder ähnlicher Fälle gewonnenen Erkenntnisse zur Verfügung, so können die individuellen Besonderheiten des Verlaufs nur selten kritisch und vergleichend verwertet werden. Die individuelle Verschiedenheit des Ablaufs ist viel zu groß, als daß aus der Erkenntnis der durchschnittlichen Erlebnisse und Leiden der Patienten einer bestimmten Krankheitsform irgend etwas Zuverlässiges geschlossen werden dürfte auf das mutmaßliche Ergehen eines bestimmten Individuums während der gleichen Erkrankung. Diese Verschiedenheit bedingt eine Überlegenheit der eine individuelle Vorbeobachtung einschließenden Untersuchungsreihen; solche Reihen dürfen infolgedessen kleiner sein als die, welche der individuellen Vorbeobachtung entbehren.

Bei letzteren sind vor allem die *Gleichmäßigkeit bzw. Ungleichmäßigkeit des spontanen Krankheitsverlaufs* von großer Bedeutung für die Größe der Untersuchungsreihen. Je regelmäßiger, je typischer eine Erkrankung ohne therapeutischen Eingriff abläuft, desto weniger Fälle sind schon notwendig, um über den spontanen Verlauf einen zuverlässigen Überblick zu gewinnen, der als Vergleichsgrundlage dienen kann; um so rascher wird sich dann auch an wenigen Fällen zeigen, ob ein Mittel imstande ist, irgendeine Veränderung — sei es im günstigen oder im schlechten Sinne — an Dauer oder Ausgang der Erkrankung hervorzubringen. So ist es an sich unvergleichlich leichter, ein Mittel für eine Pneumokokkenpneumonie zu prüfen, als ein Mittel gegen den komplikationsreichen Scharlach. Daß wir im scheinbaren Gegensatz dazu auch bei der lobären Pneumonie so sehr im Dunklen tasten, liegt nicht an Schwierigkeiten, die in der Sache selbst begründet sind, sondern teilweise an Komplikationen, die von außen kommen, wie an der späten Einlieferung der an Lungenentzündung Erkrankten in die Krankenhäuser, mehr aber an der mangelhaften Methodik der therapeutischen Untersuchungen.

In ähnlicher Weise wie die Gleichmäßigkeit des Spontanverlaufs gestattet natürlich auch die *Gleichmäßigkeit des wirklich beeinflußten Verlaufs*, d. h. die *Homogenität der* gewonnenen *Resultate*, eine Beschleunigung des Verfahrens. Sind alle Resultate positiv, so wird die Zahl der untersuchten Fälle nur eine verhältnismäßig kleine zu sein brauchen, gleichviel, ob die Kriterien unseres Urteils aus Verlauf, Dauer und Ausgang der Erkrankungen oder nur aus den beiden letzteren stammen. Die Schnelligkeit, mit der sich das Insulin, das Diphtherieserum und das Salvarsan bei primärer Lues die allgemeine Anerkennung errungen haben, illustriert das. Der endlose Streit über die sog. spezifische Behandlung der Lungentuberkulose mit Tuberkulin und die Unsicherheit über die Chininwirkung bei Pneumonie und über die Salvarsanwirkung bei metaluischen Erkrankungen sind Beispiele für die Schwierigkeiten, die sich dem Beweis der Wirkung eines ungleichmäßig und unsicher wirkenden Mittels, vielleicht auch dem Nachweis der Nutzlosigkeit einer Behandlungsmethode entgegenstellen; darüber hinaus sind sie aber auch wieder ein Beleg für die untaugliche Form der derzeit üblichen therapeutischen Untersuchungsmethodik.

Die Zahl der notwendigen Fälle, mehr aber noch die Beobachtungsdauer des einzelnen Falls, steigen und fallen schließlich mit der *Güte der Kriterien unserer Beobachtung*. Führt die Erkrankung, wie es bei den *akuten Erkrankungen* das Gewöhnliche ist, entweder zur Restitutio ad integrum oder zum Tode und kommt es darüber hinaus im wesentlichen nur noch auf die Krankheitsdauer an, so liegen die Beurteilungsmöglichkeiten verhältnismäßig einfach; Komplikationen drücken sich schon in der längeren Krankheitsdauer aus, außerdem ist es oft möglich, sie statistisch zu erfassen und zu bewerten. Unvergleichlich mühevoller wird die Beobachtung bei den *chronischen Erkrankungen*, wo Ausgang und Dauer unserer Erkenntnis meist verborgen bleiben; zwar bietet sich uns hier die bessere Übersicht über den Verlauf, aber eben die exakte Verfolgung eines Krankheitsverlaufs gehört zu den schwierigsten Aufgaben, die die Klinik verlangt. Der Grad der Schwierigkeit ist identisch mit der eben genannten *Güte der Kriterien*. Es ist offensichtlich, daß diese um so größer sein wird, *je objektiver die Kriterien sind*; wir können hinzufügen: je eindeutiger und bedeutsamer sie sind, je besser zahlenmäßig faßbar sie sind und je geringer ihre *Fehlerbreite* ist. Diese ist nicht nur abhängig von der Güte der technischen Methoden, sondern sie wird auch um so kleiner, je häufiger anwendbar eine Methode ist. Im folgenden gebe ich eine, wenn auch unvollständige Stufenleiter, die darstellt, wie verschieden die Kontrollmöglichkeiten bei unseren Untersuchungsmethoden sind. Fast durchweg täglich, ja wenn nötig, mehrmals täglich ausführbar sind die Methoden der unmittelbaren Krankenuntersuchung, der Inspektion, der Perkussion, Auskultation, Palpation inkl. der Kontrolle von Puls und Atmung; nicht anders steht es mit der Feststellung des Körpergewichts und der Wasserbilanz, den Urinuntersuchungen, den unblutigen Meßmethoden des Kreislaufs und den mikroskopischen Blutuntersuchungen. Chemisch-quantitative Blutuntersuchungen können schon nur in Ausnahmefällen täglich vorgenommen werden, und bei Magensaftuntersuchungen ist das auf die Dauer erst recht untunlich. Gasanalytische Bestimmungen für Schlagvolumen und Stoffwechsel bzw. Ruhe-Nüchternumsatz werden schon der Arbeitsbelastung wegen nur in Abständen durchgeführt werden. Bei den blutigen Meßmethoden des Kreislaufs (Venendruck), bei Rektoskopie, Cystoskopie, Gastroskopie und bei der Lumbalpunktion verwehrt es die Rücksicht auf den Patienten und erst recht bei Röntgenuntersuchungen. Würde man ebenso, wie es hier für die *Frequenz der Ausführbarkeit* geschehen, auch eine Rangliste der *Eindeutigkeit*, der *Bedeutsamkeit*, der *zahlenmäßigen Faßbarkeit* und der sonstigen Güte der gleichen Untersuchungsmethoden aufstellen, es ergäbe sich jedesmal eine andere Reihenfolge. So wird schon die Güte der gesamten *objektiven* Beobachtung ein in seinen letzten Auswirkungen schwer übersehbarer Wert sein.

Kommen noch *subjektive Kriterien* dazu, treten sie gar an die vorderste Stelle, oder stehen überhaupt nur sie allein zur Verfügung, so wird das Bild so getrübt, daß nur strengste Kritik, schärfste Konsequenz, geradezu pedantische Registrierung zu einem eben noch genügend exakten Urteil verhelfen können. Der Weg vom fast rein objektiv zu verfolgenden Diabetes mellitus über die Herzinsuffizienz zur Angina pectoris oder zu einer Neuralgie mag diesen Anstieg der Schwierigkeiten illustrieren. Um subjektive Symptome (Beschwerden bei Angina pectoris, bei Ischias, bei Arteriosklerose) während der Prüfung des Heilverfahrens verfolgen zu können, wird man nicht davor zurückschrecken dürfen, diese Beschwerden auch *graphisch, kurvenmäßig* täglich fortlaufend zu *verzeichnen*, ja man ist dazu verpflichtet, falls es irgendwie möglich ist[1]. Unmöglich ist es, wenn die Beschwerden selbst vieldeutig oder wenn die Angaben aus irgendwelchen Gründen unzuverlässig sind, was allerdings häufig genug der Fall sein wird; solche Fälle sind dann aber überhaupt kaum verwertbar. In dem Rest der Fälle aber hat die Summe von täglich aus dem augenblicklichen Eindruck heraus festgelegten Messungen trotz ihrer Schematisierung einen m. E. nicht zu leugnenden ungeheuren Vorsprung vor der späteren Zusammenfassung verstreuter beschreibender Bemerkungen in der Krankengeschichte und erst recht vor einer ganz unzuverlässigen Rekonstruktion des Verlaufs aus dem Gedächtnis heraus.

Die Problematik der Messung und Registrierung ist aber nicht das einzige und noch nicht einmal das größte Hemmnis, das sich der Bewertung subjektiver Kriterien entgegenstellt. Eine noch gefährlichere Klippe bildet die Problematik der einzelnen subjektiven Angaben. Diese resultieren ja nicht nur aus *den* Empfindungen, auf die unser Augenmerk im speziellen Fall sich richtet, sondern sie sind auch von anderen geistigen oder körperlichen Alterationen abhängig, die mit dem uns interessierenden Leiden unter Umständen nichts Direktes zu tun haben. Es wird immer viel Mühe und Unterscheidungsgabe darauf verwendet werden müssen, hier richtige und reinliche Scheidungen vorzunehmen, und trotzdem wird das Bemühen keineswegs immer von Erfolg gekrönt sein.

Noch schlimmer aber ist die Abhängigkeit von vorgefaßten oder suggerierten Meinungen unserer Patienten über die Nützlichkeit oder Unzweckmäßigkeit einer angewandten Methode. Der Arzt hinwiederum muß es verstehen, bei der Prüfung eines Medikaments seinen Fragen nach der subjektiven Wirkung des Mittels jeden suggestiblen Charakter zu nehmen; andernfalls wird er niemals brauchbare Antworten erhalten. Das reicht aber nicht aus, um eine genügende Unvoreingenommenheit zu garantieren; Medikamente und sonstige Heilverfahren können schon selbst suggestiv wirken, und besonders ihr Wechsel ist geeignet, Suggestionen auszulösen, ohne daß deren Richtung vorauszuahnen oder übersehbar wäre. Das Maß der Vorkehrungen, das zur Abwendung dieser Gefahr notwendig ist, ist verschieden nach der Suggestibilität des Kranken und nach seiner affektiven Anteilnahme an der eigenen Erkrankung. Je größer die Ruhe und Sachlichkeit und je objektiver

---

[1] Ich mußte ein sehr großes eignes Widerstreben überwinden, bis ich mich entschloß, eine solche graphische Registrierung subjektiver Symptome anzuwenden (um mich dann sehr bald von der Überlegenheit des Vorgehens zu überzeugen). Die Erinnerung daran läßt mir keinen Zweifel, daß mein Vorschlag ein Ziel der Kritik sein wird. Ich rate aber den Kritikern, mit der Kritik zurückzuhalten, bis sie sich der nicht sehr großen Mühe unterzogen haben, den Vorschlag *praktisch* nachzuprüfen.

die Einstellung zur eignen Erkrankung, um so eher können besondere Vorsichtsmaßnahmen vermieden werden. Daß Kranke mit hysterischen Reaktionen oder mit Neigung zu Simulation oder Dissimulation bei der Prüfung von Heilmethoden auszuscheiden sind, ist selbstverständlich.

Das beste Mittel zur Ausschaltung suggestiver oder sonstiger unsachlicher Faktoren ist eine *unwissentliche Versuchsanordnung*. Auf die Hauptgruppe unseres therapeutischen Rüstzeugs angewandt heißt das: die *Medikamente* müssen in einer Form oder Umhüllung den Kranken gegeben werden, daß ihr spezieller Charakter oder Zweck nicht erkannt werden kann, sie müssen *getarnt* werden. Das ist besonders nötig, wenn verschiedene Medikamente untereinander verglichen werden sollen; auch wenn nur ein Medikament nach der Vorbeobachtung des spontanen Heilverlaufs geprüft werden soll, ist es oft zweckmäßig, schon während der Vorbeobachtung eine medikamentöse Behandlung zu fingieren mittels unwirksamer Stoffe. Zweck der Tarnung ist in beiden Fällen, den Kranken in Unkenntnis über den Beginn der Verabreichung des zu prüfenden Heilmittels, evtl. auch über die Tatsache der Verabreichung überhaupt zu lassen. Der Zweck kann nur erreicht werden, wenn die verschiedenen zu vergleichenden Mittel (gleichviel, ob das eine fingiert ist oder nicht) vom Kranken nicht voneinander unterschieden werden können. Dies zu erreichen, müssen Form, Farbe und Geschmack soweit wie möglich einander angeglichen werden; Lösungen sollen mit Lösungen, Tabletten mit Tabletten, Suppositorien mit Suppositorien, Injektionen mit Injektionen verglichen werden. Färbemittel und Geschmackskorrigentien müssen zur Ähnlichmachung herangezogen werden; pulverisierbare Substanzen können meist ohne Schwierigkeit in Cachets verabreicht werden und so unkenntlich gemacht werden. Wesentlich größer und meist unüberwindbar sind die Schwierigkeiten, die sich einer unwissentlichen Versuchsanordnung bei nichtmedikamentösen Heilverfahren entgegenstellen; es muß versucht werden, diesen Nachteil durch strengste Fernhaltung jeder Suggestion, manchmal sogar durch Gegensuggestion einigermaßen wettzumachen. Bei der therapeutischen Beobachtung rasch verlaufender Krankheiten spielen naturgemäß subjektive Symptome und Suggestibilität eine wesentlich geringere Rolle als bei den der Vorbeobachtung unterliegenden chronischen Erkrankungen; aber auch bei akuten Erkrankungen darf diese Fehlerquelle nie ganz außer Acht gelassen werden.

II. Die Mitursachen in der therapeutischen Forschung.

Jeder Kranke reagiert individuell verschieden auf die krankmachende Ursache. Diese selbst kann individuell verschieden sein, auch dort, wo wir Krankheitsbilder unter eine Krankheitsbezeichnung einordnen. Daher sind Fehler und Trugschlüsse unvermeidbar, und nur ihr Umfang ist bestimmt durch die Güte der diagnostischen Arbeit, die ihrerseits wiederum abhängig ist von den jeweiligen wissenschaftlichen Möglichkeiten und Einsichten, die also zeitbedingt ist.

Das Individuum reagiert aber nicht nur auf die Krankheitsursache individuell verschieden, sondern ebenso auf die zur Krankheitsheilung angewandten therapeutischen Mittel. Insofern ist jede klinisch-therapeutische Fragestellung in zweifacher Hinsicht ein komplexes Problem, und die Zerlegung in Teilfragen zerstört den Komplex und fälscht die Fragestellung. Es ist dies einer der Gründe, mit denen von jeher der Verzicht auf naturwissenschaftliche Exaktheit bei therapeutischen Untersuchungen entschuldigt worden ist. Man hat dabei aber vergessen, daß ein solcher Verzicht die Folge hat, daß man zwar über einen unversehrten Fragekomplex eine Antwort erhält, daß diese Antwort aber in die Gefahr gerät, so vieldeutig zu werden, daß sie überhaupt keinen wissenschaftlichen Wert mehr besitzt und so zur Fälschung führt. Demgegenüber kann uns die exakte Versuchsanordnung über eine Teilfrage wenigstens in diesem Bereich eine zutreffende Antwort bringen, die im Zusammenhang mit anderen Teillösungen schließlich auch über die komplexe Frage etwas Verwertbares (Tatsächliches) aussagen kann.

Der eindeutigen Fragestellung nähern wir uns durch die Ausschaltung von *Mitursachen*, die den „reinen Fall" komplizieren, indem sie entweder das Wesen und den Verlauf der Erkrankung bzw. den Zustand des Kranken in wesentlicher Weise ändern und die Deutung ihrer Symptome unmöglich machen, oder indem sie unser therapeutisches Vorgehen behindern, ihm entgegenarbeiten oder auch es verstärken, jedenfalls indem sie es ändern. Die Mitursachen können seelischer oder körperlicher Natur sein. Zu den ersteren gehört die Suggestion, von der ich soeben gesprochen habe; aber auch jede andere bewußte oder unbewußte *psychische Alteration*, jeder Affekt, Freude, Schmerz und Trauer können den Verlauf einer Erkrankung ungünstig oder auch günstig beeinflussen. Die gesamte Lehre von den körperlich-seelischen Zusammenhängen basiert auf dieser Erkenntnis. Bei manchen Erkrankungen, z. B. Diabetes, Angina pectoris, Hypertonie, Asthma, Magengeschwür, treten sie auffällig an den Tag, bei anderen kommen sie weniger oder gar nicht zum Vorschein; von irgendwelcher Bedeutung sind sie aber immer, denn die Tatsache ihrer Manifestation in den obigen Fällen erfordert die Annahme ihrer Existenz auch bei Krankheitszuständen, wo sie nicht direkt nachweisbar sind. Eine Abschätzung des Wirkungsgrades einer psychischen Alteration ist in jedem Fall unmöglich, gleichviel, ob wir die Wirkung auf den Krankheitsverlauf wahrnehmen oder nicht; schützen können wir uns vor den Störungen, die sie mit sich bringen, nur, indem wir sie von vornherein ausschalten, aber das liegt nur teilweise in unserer Macht. Über den unwillkommenen

Einwirkungen auf die Psyche dürfen die willkommenen nicht vernachlässigt werden; werden z. B. beruhigende Mittel, Narkotica oder Sedativa, nicht in Rechnung gestellt, so werden zwar im allgemeinen keine groben Fehler des Endresultats resultieren, aber die Klarheit der Lage kann verschleiert werden.

Auch die *körperlichen Komplikationen* (*Alterationen*), die die Beobachtung einer Erkrankung und ihrer Heilversuche stören, sind nur teilweise vermeidbar. *Unvermeidbar sind interkurrente und komplizierende Erkrankungen:* Tuberkulose bei Diabetes; Apoplexie und Herzinsuffizienz bei Nephrosklerose; Hämoptoe, Pleuritis, spezifische Laryngitis und Enteritis bei Lungentuberkulose usw. Die Komplikationen formen teilweise aus der ursprünglichen Erkrankung ein zwar komplexes, aber auch therapeutisch neues, d. h. ein das Ziel und die Art der Therapie grundsätzlich änderndes Krankheitsbild (z. B. der Ausbruch einer Lungenschwindsucht bei einem Zuckerkranken) und bedürfen dann eines speziellen Studiums; es liegen hier Fälle vor, wo wir auf die Eindeutigkeit der Versuchsanordnung gezwungenermaßen verzichten; wir müssen uns aber der damit verbundenen Nachteile bewußt sein. Viel zahlreicher und großenteils *vermeidbar* sind die *Komplikationen* (Mitursachen), die *durch Krankenbehandlung und Krankenpflege* willkürlich oder unwillkürlich (versehentlich) in die Versuchsanordnung hineingetragen werden. Der untersuchende Arzt schafft sich selbst Komplikationen, indem er zwei oder gar mehrere gleichgerichtete Heilmittel oder -methoden gleichzeitig anwendet. Eine solche Konkurrenz ist keineswegs immer leicht erkennbar und spielt auch in sonst guten therapeutischen Arbeiten eine verborgene, aber um so gefährlichere Rolle. Daß man bei der Prüfung eines Mittels gegen Anämie nicht gleichzeitig Arsen geben darf, ist selbstverständlich, daß man nach dem Absetzen eines Arsen- oder Eisenpräparats noch auf einige Zeit mit einer Nachwirkung rechnen muß und deshalb während dieser Zeitspanne ein zu prüfendes Präparat noch nicht beurteilen kann, wird schon weniger beachtet. Die gleichen Untersucher aber, die lachen würden, wenn man sie belehren wollte, daß man die Wirkung eines inneren Mittels gegen Basedow nicht bemessen kann, wenn man gleichzeitig die Schilddrüse entfernt, bemerken nicht, daß sie ganz Ähnliches tun, wenn sie mit der Verabreichung des Heilmittels gegen Basedow, das sie prüfen wollen, zur gleichen Zeit beginnen, wo sie selbst den Patienten erst in Behandlung nehmen und zum mindesten die ganze Suggestion einer neuen Behandlungsmethode auf ihn wirken lassen, ganz abgesehen davon, ob gleichzeitig nicht noch andere Vorschriften für die Lebensweise gegeben werden. Je komplizierter, chronischer die Erkrankung ist und je größer die Dringlichkeit der Hilfe erscheint, um so reicher an Fallstricken wird die Untersuchung, und um so größer wird zugleich die Versuchung,

Konzessionen in der Eindeutigkeit der Versuchsanordnung zu machen. Es ist auch tatsächlich etwas Alltägliches, daß es sich herausstellt, daß die Eindeutigkeit einer Versuchsanordnung ohne Verzicht auf ein ärztlich im gegebenen Fall indiziertes und notwendiges Mittel nicht durchgeführt werden kann; aus solcher Situation gibt es keinen anderen ärztlichen Ausweg, als den Patienten nach ärztlichem Wissen und Gewissen zu behandeln, ihn aber aus der wissenschaftlichen Untersuchung auszuschalten. Aber auch bei diesem Verzicht muß die Kritik ihres Amtes walten. Wann ist ein Mittel indiziert und ärztlich notwendig? Nur dann, wenn es einer exakten Prüfung standgehalten und als sicher wirksam erwiesen ist; so wird sich niemand unterfangen dürfen, im Coma diabeticum auf Insulin zu verzichten, um die Wirkung eines problematischen Mittels zu untersuchen; dazu muß er andere Wege einschlagen. So souveräne Mittel, die uns zu einer bestimmten Therapie geradezu zwingen können, haben wir aber leider nur recht wenige. Meist bleibt uns die völlige Freiheit des Handelns. Wir haben niemals und in gar keiner Weise die moralische Pflicht, einem Kranken ein Mittel zu verabreichen, bei dem noch nicht mit genügender Wahrscheinlichkeit glaubhaft gemacht ist, daß es wirklich in der erstrebten und angegebenen Richtung heilend wirkt. Dabei bleibt die Frage offen, ob das Mittel wirksam ist oder nicht. Solange ein Mittel einer exakten Prüfung noch nicht standgehalten hat, besitzt es keine anderen Ansprüche an unser therapeutisches Handeln als beliebige andere Substanzen oder Methoden, es ist eine Substanz unter unzähligen anderen, von denen wir nicht wissen, ob sie nicht vielleicht ebenfalls die von uns gewünschte Wirkung haben könnten. Würde man eine solche Pflicht statuieren, so ergäbe sich die Konsequenz, daß jedes einmal empfohlene Medikament auch ärztlich angewandt werden müßte, solange nicht von anderer Seite seine Wirkungslosigkeit klargestellt wäre. Aber die Beweislast muß unbedingt dem aufgebürdet werden, der einem Mittel eine besondere, noch nicht bewiesene Eigenschaft zuschreibt. *Nur der positive Beweis verpflichtet zur therapeutischen Anwendung.* Auch solange ein Gegenbeweis noch nicht durchgeführt ist, ist ein positiv noch nicht bewiesenes Mittel vom Standpunkt der ärztlich-moralischen Verpflichtung aus soviel wie nicht existent.

Mitursachen (Komplikationen) irgendwelcher Art, mögen sie vermeidbar oder unvermeidbar sein, mögen sie auf psychischem oder körperlichem Gebiet liegen, immer sind sie geeignet, eine einwandfreie Beurteilung einer therapeutischen Versuchsanordnung unmöglich zu machen. In welchem Grade sie das tun, ist verschieden und hängt ab von Schwere, Dauer und Häufigkeit der Mitursachen und von dem Grad der ursprünglichen Übersichtlichkeit der Lage. Tritt eine Komplikation (Mitursache) während einer therapeutischen Untersuchung zutage, so muß entweder der betroffene Teil des Versuches ausgeschaltet, falls dies nicht möglich ist, muß auf den ganzen Versuch verzichtet, der ganze Versuch muß abgeschrieben werden.

Der günstigere Fall ist natürlich die *Ausschaltung* (Eliminierung) *einzelner Beobachtungen* oder auch einzelner partieller Resultate. Er ist nur möglich, wenn die komplizierende Störung sicher nur von bekannter und zeitlich begrenzter Dauer war und wenn an Hand des Versuchsprotokolls, d. h. an Hand von Krankengeschichten und Fieberkurve usw., das Ende der Störungsfolgen mit großer Sicherheit erkannt werden kann. Das ist der Fall z. B. bei der Ausschaltung von einem oder mehreren Tagen aus einer Zuckerkurve bei der Aufdeckung von Diätfehlern; damit ist gleichsinnig, wenn z. B. eine Bestimmung des Ruhe-Nüchternumsatzes ausgeschaltet bzw. vernachlässigt werden muß, wenn sich herausstellt, daß der Kranke beim Versuch nicht nüchtern oder unruhig war. Häufiger als die Ausschaltung einzelner Resultate wird sich die *Abschreibung ganzer Versuchsreihen* als notwendig erweisen, z. B. wenn sich nachträglich herausstellt, daß während des therapeutischen Versuchs versehentlich neben dem zu prüfenden Mittel noch ein weiteres, die Grundlagen des Versuchs änderndes Mittel gegeben wurde oder daß die Diät oder die sonstige Lebensweise (z. B. körperliche Arbeit) während des Versuchs geändert wurden. Beim Hinzutreten einer neuen interkurrenten Erkrankung oder einer Komplikation der Haupterkrankung wird zumeist die laufende therapeutische Untersuchung abgebrochen werden müssen und mindestens vom Eintreten der Komplikation ab sind die Einzelergebnisse auszuschalten.

Selbstverschuldete Komplikationen (durch Fehler der ärztlichen Behandlung oder der Krankenpflege) sind zu vermeiden. Unverschuldete aber sowohl wie selbstverschuldete Komplikationen dürfen nicht übersehen werden. Komplikationen und vor allem selbstverschuldete sind ärgerlich, weil sie die ganze Arbeit illusorisch machen können. Folgenschwer aber sind nur die Komplikationen, die übersehen und deshalb nicht in Rechnung gestellt werden und so zu irrigen Behauptungen und Lehren führen.

III. Die quantitative therapeutische Untersuchung.

Die Prüfung eines Heilmittels wirft in erster Linie die Frage auf, ob das Mittel überhaupt in dem ihm zugeschriebenen Sinne wirkt, in zweiter Linie soll sie Antwort geben über den Wirkungsgrad eines Medikaments, entweder über den absoluten oder den relativen im Vergleich zu einem anderen. Die erste, die *qualitative* Prüfung, ist die allgemeinere, die zweite, die *quantitative* Prüfung, setzt im allgemeinen die erste voraus; des öfteren können aber beide Prüfungen miteinander verbunden werden, und außerdem beantwortet die Feststellung eines bestimmten (quantitativen) Wirkungsgrades zugleich die Frage nach der prinzipiellen (qualitativen) Wirkungsart in positivem Sinne.

Auch eine quantitative Beurteilung ist nur möglich durch Vergleich; die Vergleichsgrundlagen müssen dabei nicht nur im allgemeinen, sondern auch im speziellen in einem Grade übereinstimmen, wie es nur beim Vergleich am gleichen Individuum, *also nur während des Verlaufs einer Erkrankung an ein und demselben Kranken (Individuum)* möglich ist. Dauer und Ausgang einer Erkrankung allein können in quantitativer Hinsicht nichts über ein Heilmittel aussagen. Damit bleiben die quantitativen Untersuchungen (im strengen Sinn) den lang dauernden Erkrankungen vorbehalten. Die *Gleichartigkeit der Lebensbedingungen* muß hier womöglich noch gewissenhafter durchgeführt werden, wenn eine quantitative Prüfung überhaupt einen Wert besitzen soll. Welchem Teil der Lebensbedingungen dabei besondere Aufmerksamkeit zu widmen ist, das richtet sich nach der besonderen Art von Krankheit und Heilmittel. Bald wird es die körperliche Ruhe oder Arbeit bzw. Bewegung, bald die Flüssigkeitszufuhr, bald die Diät, bald die Calorienzufuhr, bald die Gleichmäßigkeit der Außentemperatur sein, meist sind es mehrere Faktoren zugleich.

Ebenso verschieden wie die Erkrankungen und die sie beeinflussenden Lebensbedingungen sind die Kriterien ihres Verlaufs. Für die Beurteilung der quantitativen Wirksamkeit eines Heilmittels ist der kontinuierliche Verlauf der Kriterien minimales Erfordernis. Die Aufgaben, bei denen auch die Kontinuität der Verlaufskurve nicht ausreicht, werden noch zu erörtern sein. Überlegen ist ihr in jedem Fall die *Konstanz der Verlaufskurve* (z. B. kann die quantitative Wirkung eines antidiabetischen Mittels unvergleichlich exakter dort geprüft werden, wo Blut- und Harnzucker konstante Werte erreicht haben, als dort, wo sie sich in wenn auch kontinuierlicher Bewegung befinden). Auch Konstanz des Verlaufs ist aber nicht ohne Einschränkung brauchbar. Der konstanten Kurve fehlt an sich jede Bewegung, Bewegungsmöglichkeit ist aber unentbehrliche Voraussetzung jeder Messung. Fehlt eine solche Bewegungsmöglichkeit, ist die *Konstanz stabil* geworden, als Ausdruck der eingetretenen Ausheilung einer wenn auch chronischen Erkrankung, so ist sie ganz untauglich zu irgendeiner qualitativen oder quantitativen Beurteilung. Das gilt allzumeist von der konstant gewordenen Verlaufskurve von Krankheiten wie Lungentuberkulose, Basedow, chronische Arthritis oder Ischias, bei denen Konstanz oft nicht früher eintritt, als bis Ausheilung oder Tod zustande gekommen ist. In solchen Fällen bedeutet also das Abwarten eines konstanten Zustandes den Verzicht auf eine Prüfungsmöglichkeit überhaupt, bei ihnen bleibt nichts übrig, als sich mit der Kontinuität des Verlaufs zu begnügen.

Anders liegen die Chancen dort, wo — wie bei Diabetes, bei manchen Formen von Herzinsuffizienz — wohl eine Konstanz wichtiger symptomatischer Kriterien (der Blut- und Harnzuckerwerte, der Flüssigkeitsbilanz) eingetreten ist, wo aber die Krankheit selbst nicht ausgeheilt ist, sondern nur durch fortgesetzte Behandlung ein (labiles) Gleichgewicht hergestellt ist. Eine solche *labile Konstanz* wird als Ausgangslinie einer therapeutischen Prüfung brauchbar sein, nicht aber jene stabile. Dazwischen liegen Grenzfälle, bei denen der Eintritt eines konstanten Zustands der Kriterien zwar nicht Heilung bedeutet, aber doch oft einen für längere Zeit so gefestigten Zustand, daß die notwendige Labilität verlorengegangen ist. Auch in diesen Fällen muß die Prüfung vor Eintritt der Konstanz, während des nur kontinuierlichen Verlaufs der Kurve vorgenommen werden; die Anaemia perniciosa gehört hierher.

Die therapeutische Wirkung einer Substanz kann in absoluten Maßeinheiten festgestellt werden und in relativen. Die Eichung und Charakterisierung eines Mittels durch *absolute Messung*, die im pharmakologischen Experiment die Regel ist, ist in der Klinik seltene Ausnahme. Erinnert man sich daran, daß das biologische Tierexperiment zur Erzielung einwandfreier Versuchsreihen nicht nur Tiere gleicher Gattung, sondern auch gleichen Alters, gleichen Gewichts, gleicher Größe, ja gleichen Wurfs erfordert, so ist der Grund offensichtlich: schon unter physiologischen Bedingungen reagieren zwei Individuen graduell verschieden auf die gleiche Menge des gleichen Mittels; unter pathologischen Verhältnissen ist ihre Reaktion oft schon qualitativ verschieden, von einer quantitativ gleichen Reaktion kann erst recht nicht die Rede sein. Am günstigsten für die Benutzung eines absoluten Maßes scheinen die Bedingungen noch beim Insulin bzw. beim Diabetes; man hat auch versucht, eine Proportion zu finden zwischen Insulinmenge und der durch diese Menge Insulin zur Verwertung gebrachten Traubenzuckermenge; aber sogar die Berechnung eines solchen Insulin-Glykose-Äquivalents für den Diabetiker erwies sich infolge der individuellen Verschiedenheiten von Stoffwechsellage und restierender Pankreasfunktion des Kranken als illusorisch.

So bleibt der Klinik nur die *relative Eichung* (Bewertung, Charakterisierung) übrig; der Wirkungsgrad der zu prüfenden Substanz (oder Kraft) wird in Verhältnis gesetzt zum Wirkungsgrad eines anderen in seiner Wirkung qualitativ und quantitativ bekannten (erkannten) Heilmittels. Der Wirkungsgrad kann gemessen werden an der zur Erzielung eines therapeutischen Effekts oder zur Erhaltung eines (im Gleichgewicht befindlichen) Zustands erforderlichen kleinsten Dosis, die ich weiterhin kurz *Dosis efficiens minima* nennen werde. Der Wirkungsgrad kann weiterhin gewertet werden an dem *Verhältnis einer bestimmten*

Dosis zu dem (quantitativ meßbaren) Wirkungsgrad, der mit ihr erzielt wird. Letztere Methode ist die vollkommenere, da bei ihr nicht nur die Dosis, sondern auch der Wirkungsgrad zahlenmäßig bestimmt sind. Darum sind aber auch die Anforderungen, die sie an die Beobachtung und Meßbarkeit der Kriterien stellt, besonders hoch. Sie ist in reiner Form eigentlich nur beim Diabetes und einigen anderen Stoffwechselkrankheiten (z. B. Cystinurie) durchführbar; schon bei der Lebertherapie der perniziösen Anämie wird ihre Genauigkeit fragwürdig, noch mehr bei der Beurteilung kardialer und diuretischer Mittel usw. Fast immer ist die Auffindung der *Dosis efficiens minima* die Methode der Wahl zur quantitativen Bestimmung eines Heilmittels; fast überall, soweit überhaupt die Vergleichsmöglichkeit mit einem bekannten Mittel und genügend übersichtliche Kriterien zur Verfügung stehen, ist sie anwendbar. Alle möglichen Arten von Medikamenten — Cardiaca, Diuretica, Analeptica, Analgetica, Sedativa, blutbildungsfördernde, stoffwechselanregende und andere — können mit ihrer Hilfe auch quantitativ geprüft, geeicht werden. Die Einzelheiten dieser quantitativen Untersuchung sind natürlich ebenso verschieden wie die Krankheiten und die speziellen Kriterien der Beurteilung, das Prinzip ist aber durchaus das gleiche. Die Dosis der zu vergleichenden Mittel muß die kleinste, eben noch ausreichende sein entweder zur Erzielung einer eben erkennbaren Änderung in der gewünschten Richtung (Anstieg von Hämoglobin oder Erythrocyten, Senkung des erhöhten Grundumsatzes, Zu- oder Abnahme des Körpergewichts, Besserung eines schmerzhaften Zustands) oder zur Erhaltung eines Gleichgewichts. Die Dosis efficiens minima ist auch keine absolute, für eine Person gleichbleibende Größe; sie ist nicht nur ein individueller Wert, sondern auch abhängig von der augenblicklichen Lage des Kranken, an dem sie gewonnen ist; sie ist also zeitlich begrenzt und muß immer wieder von neuem auch für den gleichen Patienten nachgeprüft werden. Deshalb kann sie auch mit der für das Standardmittel festgestellten Dosis efficiens minima nur verglichen werden, wenn die beiderseitigen Untersuchungen bei genügend gleicher Lage der Patienten gewonnen wurden. Hierauf ist größtes Gewicht zu legen. Treffen diese Voraussetzungen aber zu und sind die Untersuchungsreihen genügend groß, so ist der therapeutische Wirkungsgrad eines Mittels in bezug auf ein anderes erkannt.

IV. Statistische Methodik.

Wenn es richtig ist, daß der *reine Fall* unerreichbares Ziel der Klinik ist, dann sind die Methoden ihrer Untersuchung notwendigerweise statistische. Das *eindeutig bestimmte Experiment* und die *exakte Induktion* auf der einen Seite, die *statistische Masse* und die *generalisierende Induktion* auf der anderen Seite, das sind die Pole, zwischen denen die therapeutische Forschung sich bewegt. Sie kann die Statistik und deren Gesetze[1] nicht entbehren, weil sie den reinen Fall nie erreichen kann. Sie muß sich dem reinen Fall nähern, soweit sie kann, weil ihr Beweismaterial auch im günstigsten Falle niemals den Umfang erlangen wird, wie er als „große Zahl" (von 10000 und mehr Fällen) dem Statistiker zur Verfügung steht und dessen zufällige Erhebungs- und Bearbeitungsfehler tilgt.

So gilt das *Gesetz der großen Zahl* auch für die therapeutische Forschung, wenn auch ihre absoluten Zahlen sich mit denen der Statistik nicht messen können. Es ist dies auch nicht nötig, und es kann überhaupt keine absolute Größenordnung für den therapeutischen Beweis angegeben werden. Die Zahl der zu einem Urteil notwendigen Fälle muß eine für den einzelnen Fall und für die Art der Krankheit genügend große sein, sie ist prinzipiell verschieden, je nachdem es sich um eine Beurteilung aus dem Verlauf oder aus Dauer und Ausgang einer Erkrankung handelt; ich habe mich oben (S. 5ff.) schon damit auseinandergesetzt.

Neben dem Gesetz der großen Zahl steht als zweites, nicht weniger wichtiges das der *Gleichartigkeit* der statistischen Masse. Die Gleichartigkeit kann bei therapeutischen Untersuchungen wie immer bei klinischen Problemen niemals eine absolute sein, sondern nur eine relative; sie wechselt ihren Grad von Problem zu Problem. Dieser Grad steht ganz allgemein im umgekehrten Verhältnis zur Größe der der Betrachtung zugrunde liegenden Masse (Gesetz der großen Zahl). Über die Gleichheit der Krankheitsbenennung hinaus muß in der therapeutischen Untersuchung die statistische Masse daraufhin geprüft werden, wieweit sie angesichts von Ätiologie, Schwere und anderen Besonderheiten der einzelnen Fälle als so gleichartig (homogen) erachtet werden kann, daß sie als Ganzes in Vergleich gesetzt werden darf.

Stellt sich bei der Prüfung einer statistischen Masse heraus, daß ihre Gleichartigkeit ungenügend ist, so ist die Gesamtmasse in *Gruppen* (in *Teilmassen*) auszugliedern. Die Merkmale der *Ausgliederung* sind identisch mit den Ursachen der Ungleichartigkeit. Innerhalb der einzelnen Gruppen muß die *Gleichartigkeit* gewahrt sein. Die Zahl der Gruppen bemißt sich ebenfalls nach den Ursachen der Ungleichartigkeit, sie darf aber nicht beliebig wachsen, weil sonst unvermeidlich die *Übersichtlichkeit* leidet und das Gesetz der *großen Zahl*, das auch für die einzelne Gruppe Geltung behält, in Gefahr gerät. Offenbar widerstreiten sich diese drei Forderungen: der Grundsatz der Gleichartigkeit zielt auf eine Vielheit der Gruppen und führt so leicht zu Unübersichtlichkeit und Kleinheit der Zahl; umgekehrt gefährdet das Beharren

---

[1] Literatur. WINKLER, W.: Grundriß der Statistik. I. Theoretische Statistik. Berlin 1931. — ZIZEK, F.: Grundriß der Statistik. München und Leipzig 1923.

auf großen Zahlen und auf größerer Übersichtlichkeit die Gleichartigkeit. Es ist Sache der Kritik und Erfahrung, daß der Bearbeiter hier den richtigen Mittelweg findet.

Die primitivste Darstellungsform einer statistischen Masse, ihrer Gruppen und ihrer Abhängigkeiten ist die **Tabelle.** Sie hat den Vorzug der Genauigkeit — soweit überhaupt zahlenmäßig faßbare Werte vorliegen. Die Übersichtlichkeit von Tabellen aber wird bei stärkerem Anwachsen der Gruppen und Fälle immer mehr erschwert, und die Vergleichsmöglichkeit ihrer Glieder untereinander geht verloren. Der Wiedergewinnung dieser Vergleichsmöglichkeit und dem Überblick über die Gesamtrichtung dient die Bildung statistischer **Reihen.** Wenn statistische Größen nach der Zeit aneinandergereiht werden, so ist die Reihe eine *zeitliche*; erfolgt die Aneinanderreihung nach den Abstufungen eines anderen zahlenmäßigen Merkmals, so liegt eine *sachliche* Reihe vor. Die Beobachtung der therapeutischen Wirkung eines Medikaments bei einer Erkrankung wird sich immer über die Zeit erstrecken und deshalb auch immer zeitliche Reihen hervorbringen. Bei der Untersuchung der allgemeinen Bedingungen der gleichen Erkrankung werden sich dagegen sehr verschiedenartige Reihen ergeben können. So wird z. B. die Verfolgung des Verlaufs der Pneumonie unter dem Einfluß einer oder verschiedener Behandlungsmethoden immer zeitliche Reihen ergeben. Geht man aber den Abhängigkeiten des Ausgangs der Pneumonie von Jahreszeit, Alter, Geschlecht usw. nach oder vergleicht man die Erfolge verschiedener Behandlungsmethoden oder auch nur verschiedener Dosierungen des gleichen Medikaments untereinander, so stellen sich sachliche Reihen heraus, die nach dem jeweiligen Merkmal (Jahreszeit, Alter, Geschlecht, Behandlungsmethode, Dosierung usw.) geordnet sind.

Der direkte zeichnerische Ausdruck einer Reihe ist die Reihenfolge von Punkten des Koordinatensystems oder die Aneinanderreihung von Kolumnen (Stäbchen). Werden die Punkte untereinander verbunden, so ergibt sich die **Kurve;** die Kolumnen bilden zusammen die *Kolumnenreihe.* Ob die Glieder einer Reihe besser als Kurven oder als Kolumnenreihe dargestellt werden, ist lediglich eine Frage der Zweckmäßigkeit und Bildhaftigkeit. Je mehr das durch die Reihenglieder dargestellte Kriterium etwas Räumliches (Dreidimensionales) bezeichnet (wie z. B. eine Flüssigkeitsbilanz), um so mehr wird die flächenhafte (zweidimensionale) Darstellung der Kolumne der kurvenmäßigen (eindimensionalen) an Bildhaftigkeit überlegen sein. Andererseits hat die kurvenmäßige Darstellung immer den Vorteil, daß mehrere Kurven zu einer Kurvenschar zusammengefaßt werden können.

Die Kurven und die Kolumnenreihen stellen *Schaubilder* dar, Endzweck ist in beiden Fällen die leichte Vermittlung eines Überblicks über die Lage. Schaubilder können meist nicht alle Einzelheiten bringen, die in der zugrunde liegenden Tabelle enthalten sind, die Tabelle bleibt deshalb immer das Maßgebendere. Was man aber von einem Schaubild verlangen muß, ist, daß es nicht tendenziös wirkt. Tendenziöse Irreführungen sind auch bei völlig korrekter Eintragung der Größen in ein Koordinatensystem möglich durch die Wahl ungeeigneter Maßstäbe für Abszisse und Ordinate.

In Abb. 1a u. b ist der Anstieg des Hämoglobins unter einer günstig wirkenden Therapie dargestellt, der Vorgang ist beide Male durchaus der gleiche; der einzige Unterschied besteht darin, daß in Abb. 1a der Maßstab der Abszisse groß und der der Ordinate klein gewählt wurde, während das Verhältnis der beiden Maßstäbe in Abb. 1b das umgekehrte ist.

Für die *Wahl des Maßstabs* können allgemeine objektive Regeln nicht aufgestellt werden, es muß nur vermieden werden, daß Bewegungen der Kurve,

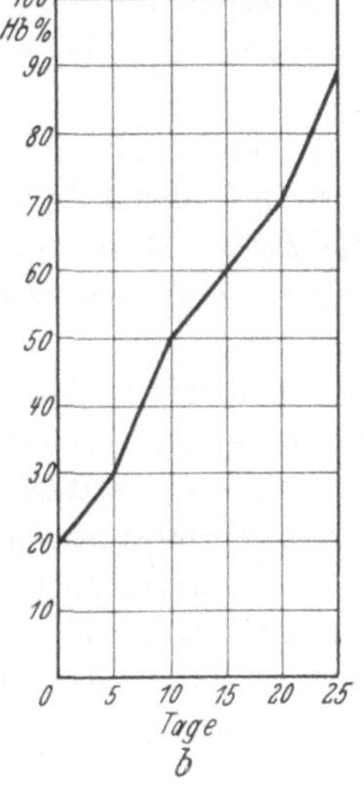

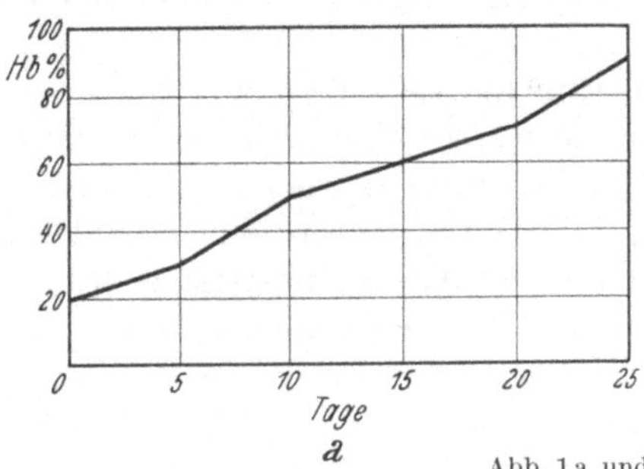

Abb. 1a und b.

gleichviel, ob sie kontinuierlich oder diskontinuierlich sind, infolge unzweckmäßiger Wahl der Maßstäbe entweder zu schwach oder übersteigert und so verzerrt zum Ausdruck kommen. Wenn die Abszisse die Zeit und der Tag die Einheit der Zeit bedeuten — was bei therapeutischen Untersuchungen die Regel ist —, ist es oft zweckmäßig, für die Zeit einen Maßstab zu wählen, der dem von den jeweils gebräuchlichen Fieberkurven gewohnten entspricht.

Zwei oder mehrere aus einer Vielheit von Gliedern zusammengesetzte statistische Massen können, gleichviel, ob sie aus einzelnen Zahlen oder aus Kurven bestehen (und in letzterem Fall dann Kurvenscharen darstellen), nicht ohne weiteres untereinander verglichen werden. Es muß deshalb erstrebt werden, an Stelle der komplexen Massen oder Scharen einheitlichere Gebilde zu setzen. Diesem Ziel nähern wir uns in den drei **statistischen Mittelwerten:** dem *arithmetischen Mittel oder Durchschnitt*, dem *mittleren Wert* und dem *häufigsten Wert*.

Der durchschnittliche Wert *mehrerer therapeutischer Einheiten* ist immer ein arithmetischer[1]; er wird erhalten, indem die Einzelwerte summiert und dann durch ihre Gesamtzahl dividiert werden, und heißt das *arithmetische Mittel* oder der *arithmetische Durchschnitt;* unter den Namen Durchschnitts- oder durchschnittlicher Wert dieser Abhandlung ist immer das arithmetische Mittel verstanden. Werden die therapeutischen Einheiten durch die Werte A_1, A_2 bis A_n dargestellt und ist die Gesamtzahl der Einheiten n, so ist das arithmetische Mittel:

$$A_M = \frac{A_1 + A_2 + \cdots + A_n}{n}.$$

Es beruht logisch auf der Fiktion, als ob z. B. alle Fälle einer Krankheitsgruppe die gleiche Krankheitsdauer oder den gleichen Krankheitsverlauf besäßen. Das arithmetische Mittel ist der genaueste, empfindlichste und wahrscheinlichste der statistischen Mittelwerte und ist bei den verhältnismäßig kleinen Zahlen der therapeutischen Statistik immer ohne große Mühe durchführbar. Seine Anwendung ist sehr einfach, wenn es wie oben unmittelbar aus den Angaben des einzelnen Falles zu errechnen ist.

Haben wir es mit Massen zu tun, die sich nicht aus Einheiten zusammensetzen, sondern aus mehreren statistischen Teilmassen, die ihrerseits durch die arithmetischen Durchschnitte A_1, A_2 bis A_n charakterisiert sind und deren jede sich aus Einheiten verschiedener Zahl von Z_1 bis Z_n zusammensetzt, und wollen wir das arithmetische Mittel der Gesamtmasse finden, so geht es nicht an, kurzerhand — so wie oben — das arithmetische Mittel aus den arithmetischen Mitteln A_1 bis A_n zu bilden, vielmehr werden die Werte A_1 bis A_n in so vielen Einheiten Z_1 bis Z_n in die Berechnung des Gesamtdurchschnitts eintreten, als der Teilmasse Einheiten (Fälle) zugrunde liegen:

$$A_M = \frac{Z_1 A_1 + Z_2 A_2 + \cdots + Z_n A_n}{Z_1 + Z_2 + \cdots + Z_n}.$$

Man spricht in diesem Fall von „*gewogenem*" *arithmetischem Mittel.* (S. Spezielle Methodologie S. 61.)

Der *mittlere Wert* (auch Zentralwert genannt) liegt in der Mitte zwischen dem höchsten und niedrigsten Werte der statistischen Masse oder Gruppe. Es ist selbstverständlich, daß er besonders bei einseitiger Streuung außerordentlich großen Fehlerquellen unterliegt. Der *häufigste Wert* wird auch *dichtester Wert* genannt; er ist durch seinen Namen gekennzeichnet als der Wert, der innerhalb einer Masse oder Gruppe am häufigsten vorkommt. Er kann kaum mehr als Mittelwert bezeichnet werden;

---

[1] Das geometrische Mittel ist der angemessene Mittelwert für statistische Größen, die durch Multiplikation oder Division zustande gekommen sind. Es hat keinen Anwendungsbereich in der therapeutischen Untersuchung.

in der therapeutischen Untersuchung spielt er unter Umständen neben dem arithmetischen Durchschnitt eine Rolle zur besonderen Kennzeichnung einer Masse, für sich allein kann er nichts wesentliches aussagen.

Beispiel: 82 unkomplizierte Arteriosklerotiker wurden auf ihre Blutdruckamplitude untersucht. Die Resultate sind nach der Blutdruckamplitude geordnet [aus M. u. Th.: Dtsch. Arch. klin. Med. **169** (1930)]:

20 mm Hg	1 mal =	20
25 ,, ,, ...	0 mal =	0
30 ,, ,, ...	5 mal =	150
35 ,, ,, ...	4 mal =	140
40 ,, ,, ...	8 mal =	320
45 ,, ,, ...	6 mal =	270
50 ,, ,, ...	13 mal =	650
55 ,, ,, ...	6 mal =	330
60 ,, ,, ...	9 mal =	540
65 ,, ,, ...	17 mal =	1105
70 ,, ,, ...	2 mal =	140
75 ,, ,, ...	7 mal =	525
80 ,, ,, ...	1 mal =	80
85 ,, ,, ...	2 mal =	170
90 ,, ,, ...	0 mal =	0
95 ,, ,, ...	1 mal =	95
		4535

a) Das *arithmetische Mittel* (Durchschnitt) = 4535 : 82 = 55,3.

b) Der niedrigste Wert ist 20 mm Hg, der höchste 95 mm Hg, der *mittlere Wert* 115 : 2 = 57,5 mm Hg.

c) Der *häufigste Wert* (17 mal) = 65 mm Hg.

Die bei scheinbar gleichen Vorbedingungen gewonnenen Unterlagen irgendeiner Statistik weichen immer irgendwie voneinander ab, gleichviel, ob es sich um Massen oder Teilmassen oder Einheiten handelt. Diese Abweichungen bedingen die **statistische Streuung**. Sie können lediglich *relativer Natur* sein; dazu gehören z. B. die verschiedenen Höhen, in denen die Grundumsatzwerte Basedowkranker liegen können; verlaufen die Kurven dabei parallel, so heben diese Streuungen sich gegenseitig wieder auf; sie interessieren uns deshalb hier auch nicht.

Von sehr großer Bedeutung für die Beurteilung einer statistischen Masse sind dagegen *die absoluten Streuungen*. Ihr einer Teil, die *Zufallsstreuung*, wäre auch beim homogensten Material unvermeidbar. Der andere Teil, die *Wesensstreuung*, bedeutet in der therapeutischen Untersuchung vor allem die Abweichungen, die in den individuellen Verschiedenheiten der (unter der gleichen Diagnose geführten) Fälle beruhen, die also gegen die Grundforderung der Gleichartigkeit der statistischen Masse verstoßen. Es ist eine selbstverständliche Forderung, daß die Wesensstreuung in der Versuchsanordnung und Beobachtung soweit wie möglich ausgeschaltet wird. In jedem Fall ist es wichtig, ein Maß für die gesamten vorliegenden Streuungen zu besitzen. Die statistischen Mittelwerte sagen uns ja samt und sonders über den Grad der Streuung überhaupt nichts aus, es kann z. B. ein durchschnittlicher Grundumsatzwert von $+30$ sowohl aus einer Streuungsbreite der Grundumsatzwerte $+10$, $+20$ und $+60$ entstehen, wie aus den Werten $+25$, $+30$ und $+35$; wie unzulänglich der erstere Sachverhalt ($+10$, $+20$, $+60$) durch das arithmetische Mittel dargestellt wäre, liegt vor Augen.

Das allgemeine Maß jeder Streuung, das sowohl die Wesens- wie die Zufallsstreuung umfaßt, ist die *mittlere quadratische Abweichung*. Es mögen bedeuten λ_1 bis λ_n die jeweiligen Abweichungen der Einzelwerte vom arithmetischen Mittel, n die Zahl der beobachteten Fälle (soweit sie Streuung überhaupt aufweisen) und σ das Streuungsmaß; dann ist:

$$\sigma = \sqrt{\frac{\lambda_1^2 + \lambda_2^2 + \lambda_3^2 + \cdots + \lambda_n^2}{n}},$$

$$= \sqrt{\frac{\sum\limits_{0}^{n} \lambda^2}{n}}.$$

Für die obigen Streuungsbeispiele wäre σ demnach:

a) für $+10$, $+20$, $+60$; arithmetisches Mittel $= 30$

$$\sigma = \sqrt{\frac{20^2 + 10^2 + 30^2}{3}} = 21{,}59,$$

b) für $+25$, $+30$, $+35$; arithmetisches Mittel ebenfalls $= 30$

$$\sigma = \sqrt{\frac{5^2 + 0 + 5^2}{3}} = 4{,}1.$$

Je größer die Streuung σ ist, umso unvollkommener wird ein Sachverhalt durch das arithmetische Mittel also dargestellt, je kleiner die Streuung ist, umso besser.

Wird die statistische Masse nicht durch Einzelfälle gebildet, sondern durch Gruppen (Teilmassen), die mehrere Einzelfälle in sich schließen, so gehen die jeweiligen Abweichungen des Gruppendurchschnitts (des arithmetischen Mittels der Gruppen) vom gemeinsamen arithmetischen Mittel in so vielen Einheiten in die Rechnung ein, als der Gruppe Einzelwerte zugrunde liegen. Die Besetzungszahlen der einzelnen Gruppen seien Z_1, Z_2, ... Z_n, die Gesamtzahl aller Fälle sei $z_1 + z_2 + z_3 + \cdots + z_n = N$. Dann ändert sich die obige Formel in

$$\sigma = \sqrt{\frac{z_1\lambda_1^2 + z_2\lambda_2^2 + z_3\lambda_3^2 + \cdots + z_n\lambda_n^2}{N}}.$$

Die therapeutische Beobachtung beruht darauf, daß wir eine Größe in Verhältnis setzen zu einer anderen, z. B. die Zahl der bei einer Paratyphusepidemie Geheilten im Verhältnis zur Zahl der insgesamt Erkrankten. Das Ergebnis sind die **statistischen Verhältniszahlen.** Sie sind ihrer Entstehung entsprechend von vornherein echte Dezimalbrüche: z. B. von einer Gesamtzahl von 128 Typhuskranken starben 24, geheilt wurden 104. Die Verhältniszahl der Mortalität würde hier betragen $\frac{24}{128}$; sie kann als Wahrscheinlichkeit sofort in Dezimalstellen ausgerechnet werden. Soll sie aber aus besonderen Gründen als echter Bruch stehenbleiben, so bietet uns dieser keine befriedigende Übersicht.

Soll ein echter Bruch gar noch mit einer anderen Verhältniszahl verglichen werden, z. B. $\frac{24}{128}$ mit der Verhältniszahl $\frac{17}{103}$, so ist die Vergleichsmöglichkeit eine sehr schlechte. Die beiden Verhältniszahlen müssen, um verglichen werden zu können, auf den gleichen Nenner gebracht werden, bzw. sie müssen, was das gleiche ist, auf ein dekadisches Vielfaches — 100 oder 1000 — bezogen werden: $\frac{24}{128}$ wird demgemäß verwandelt in $\frac{18,7}{100}$ und $\frac{17}{103}$ in $\frac{16,5}{100}$. Erst jetzt ist es möglich, eine richtige Vergleichsstellung zu erhalten.

Eine solche Beziehung auf einen dekadischen Nenner muß Rücksicht nehmen auf die Unterlagen der statistischen Berechnung; der dekadische Nenner darf keiner größeren Ordnung angehören als der ursprüngliche Nenner. Der dekadische Nenner tritt ja an die Stelle der „Gesamtzahl der Fälle“; ist er größer wie diese, so würde auch eine größere Gesamtzahl von Fällen vorgetäuscht, als tatsächlich existiert. Eine derartige Feststellung sollte zwar eine Selbstverständlichkeit sein, in der medizinischen und besonders der therapeutischen Literatur wird aber dauernd gegen sie gesündigt. Besonders gern geschieht dies, wenn eine Verhältniszahl in *Prozenten* ausgedrückt wird. Ursache einer Darstellung in % oder $^0/_{00}$ ist die natürliche Abneigung dagegen, von Einheiten in Brüchen zu denken. Es ist aber ein ganz schlechter, irreführender Ausweg, wenn Teile von Summen, die von 100 weit entfernt sind, in Prozenten dargestellt werden.

V. Die Beurteilung therapeutischer Resultate mit Hilfe der Wahrscheinlichkeitsrechnung.

Die mathematische Wahrscheinlichkeitsrechnung befaßt sich mit Ereignissen, deren Gesetzmäßigkeit man nicht kennt, von denen man auch sagt, daß sie vom Zufall abhängen, wie z. B. das Herausziehen einer Kugel bestimmter Farbe, einer geraden oder ungeraden Nummer aus einem Beutel usw. Je größer die Zahl der Fälle ist, um so mehr pflegen die tatsächlichen Verhältnisse dem Inhalt der mathematischen Formeln zu entsprechen[1].

---

[1] Siehe NERNST und SCHÖNFLIESS: Einführung in die math. Behandlung der Naturwissenschaften.

Diese mathematische Wahrscheinlichkeit ist eine Art Prophezeiung über nicht gesetzmäßige Ereignisse, die medizinische Wahrscheinlichkeitsrechnung bezieht sich dagegen auf Tatsachen, die uns in ihrer Entstehung zwar unklar, die aber durchaus kausal bedingt sind. Wir erwarten demgemäß von der medizinisch-therapeutischen Wahrscheinlichkeitsrechnung keine Voraussage, sondern ein epikritisches Maßurteil[1] darüber, mit welcher Wahrscheinlichkeit ein schon abgelaufenes Ereignis, ein Krankheitsverlauf oder -ausgang einer bestimmten Ursache zugeschrieben werden darf. Die Einordnung des medizinischen Problems in die mathematische Fragestellung ist möglich auf Grund der *Definition der (absoluten) Wahrscheinlichkeit als desjenigen Quotienten, dessen Zähler die Zahl aller dem Ereignis günstigen Fälle darstellt, während der Nenner die Summe aller möglichen Fälle enthält.*

Nach einem geläufigen Beispiel enthält eine Urne m weiße und n schwarze Kugeln. Beim Ziehen kann man in m Fällen eine weiße und in n Fällen eine schwarze Kugel fassen; ist μ die Wahrscheinlichkeit, eine weiße Kugel zu ziehen, und ν die Wahrscheinlichkeit für eine schwarze, so ist

$$\mu = \frac{m}{m+n} \quad \text{(I a)} \qquad \text{und} \qquad \nu = \frac{n}{m+n}. \qquad \text{(I b)}$$

Die mathematische Wahrscheinlichkeit ist also ein echter Bruch.

$$\mu + \nu = \frac{m+n}{m+n} = 1. \qquad \text{(II)}$$

$m + n$ stellen zusammen die Summe aller möglichen Fälle dar. Aus der Gleichung (II) erhellt lediglich, daß die Zahl der Summe, die den beiden Möglichkeiten bei der Ziehung entspricht, identisch ist mit der Zahl aller möglichen Fälle.

Wird eine der Wahrscheinlichkeiten μ oder $\nu = 1$, so wird sie damit zur absoluten Gewißheit (vorausgesetzt, daß die ihr zugrunde liegenden Zahlen genügend groß sind). Die andere Wahrscheinlichkeit wird gleichzeitig 0, d. h. der andere Fall kommt überhaupt nicht vor.

Übertragen wir die mathematische Übung auf die Bedingungen der therapeutischen Probleme, so ist deren vergleichender Charakter von vornherein grundlegend zu berücksichtigen. Er hat zur Folge, daß sich das Ziel der mathematischen Behandlung hier als Urteil über die Überlegenheit einer Wahrscheinlichkeit über eine andere herausstellt. Diese Überlegenheit ist nichts anderes als die Differenz der beiden zu vergleichenden Wahrscheinlichkeiten; die Differenz ist die *spezifische Wahrscheinlichkeitszahl* einer Behandlungsmethode.

---

[1] Wenn die Wahrscheinlichkeitsverhältnisse einer spezifischen Therapie geklärt sind, dann allerdings erlauben sie auch im einzelnen Fall eine Voraussage über die wahrscheinlichen Heilungsaussichten bei der Anwendung dieser Therapie.

Der einfachste Fall liegt vor bei der *Beurteilung* einer Erkrankung bzw. *eines Heilerfolges nach dem* **Ausgang,** ob zur Heilung, ob zum Tode. Die beiden zwei Vergleichspartner, die Gruppen einerseits der unspezifisch und andererseits der spezifisch behandelten Fälle, besitzen ihre gesonderten Wahrscheinlichkeiten, deren Differenz die spezifische Wahrscheinlichkeitszahl ergibt.

a) Bei einer spontanen Heilungsziffer m einer spontanen Sterblichkeit n und der Gesamtzahl der Fälle $m + n = g$ ist die Wahrscheinlichkeit der Spontanheilung:

$$S = \frac{m}{m + n} = \frac{m}{g}, \tag{III}$$

und die Wahrscheinlichkeit, der Erkrankung zu erliegen, wäre:

$$\frac{n}{m + n} = 1 - S.$$

b) Die Wahrscheinlichkeit einer Heilung der gleichen Erkrankung unter einer spezifischen Therapie ist bei der Heilungsziffer m', der Mortalität n' und der Gesamtzahl der Fälle $m' + n' = g'$:

$$T = \frac{m'}{m' + n'} = \frac{m'}{g'}, \tag{IV}$$

die Wahrscheinlichkeit, trotz spezifischer Therapie der Erkrankung zu erliegen, wäre:

$$\frac{n'}{m' + n'} = 1 - T.$$

In beiden Fällen stellt der Zähler die Zahl aller dem Ereignis günstigen Fälle dar, der Nenner die Summe aller möglichen Fälle.

Die „*spezifische Wahrscheinlichkeitszahl*" einer Therapie ist:

$$W = T - S = \frac{m - m'}{g}. \tag{V}$$

Die korrespondierende Wahrscheinlichkeit, daß neben T noch andere Einflüsse obwalten, die eine Heilung bestimmt haben, wäre:

$$W' = 1 - W.$$

Fiktive Beispiele.

I. Lobäre Pneumonie.

a) Von 40 unspezifisch behandelten (bzw. unbehandelten) Fällen gestorben 10, geheilt 30.

Nach (III): $\qquad S = \dfrac{30}{30 + 10} = \dfrac{30}{40} = 0{,}75$.

b) Von 30 spezifisch behandelten Fällen gestorben 6, geheilt 24.

Nach (IV): $\qquad T = \dfrac{24}{24 + 6} = 0{,}8$.

Nach (V): $\qquad W = T - S = 0{,}05$.

II. Tumor cerebri.

a) Von 30 unbehandelten Fällen gestorben 30.

Nach (III):
$$S = \frac{0}{30} = 0\,.$$

b) Von 20 spezifisch behandelten Fällen gestorben 18, geheilt 2.

Nach (IV):
$$T = \frac{2}{18 + 2} = 0,1\,.$$

Nach (V):
$$W = T - S = 0,1\,.$$

Besteht überhaupt eine spontane Heilungstendenz (ist $S > 0$), so kann die Wahrscheinlichkeitszahl nie 1 erreichen. Ins Klinische übertragen heißt das: wenn überhaupt schon Fälle einer Erkrankung spontan zur Heilung kommen, so kann der bei einer besonderen Therapie erzielte Erfolg niemals zu 100% eben der Therapie zugute geschrieben werden, sondern nur vermindert um den Prozentsatz der Spontanheilung. Besäße eine Erkrankung nur 60% Spontanheilung und 100% Heilung bei einer spezifischen Therapie, so wäre die Wahrscheinlichkeit der Wirkung dieser Therapie über jeden klinischen Zweifel erhaben, es wären dem Heilmittel aber doch nur $100 - 60 = 40\%$ des Heilerfolgs zuzuschreiben. Die Wahrscheinlichkeitszahl betrüge hier $\frac{100 - 60}{100} = 0,4$; das ist die höchst erreichbare Wahrscheinlichkeitszahl, die bei einer Spontanheilungszahl von 60% überhaupt möglich ist. Ist die Spontanheilungszahl noch größer, so wird die höchst erreichbare maximale Wahrscheinlichkeitszahl immer kleiner. Das ist nur der Ausdruck der Tatsache, daß ein therapeutischer Erfolg um so schwerer nachzuweisen ist, je größer schon die Spontanheilungstendenz ist.

Ist umgekehrt die Mortalität einer Erkrankung eine sehr große, z. B. 80%, die Spontanheilung eine sehr geringe $= 20\%$, so ist die höchst erreichbare Wahrscheinlichkeit $= 0,8$. 1,0 könnte nach dem oben schon Gesagten nur erreichbar werden bei Erkrankungen, die spontan gänzlich unheilbar, durch eine besondere Therapie zu 100% ausgeheilt würden. Diese Verschiedenheit je nach der Spontanheilbarkeit macht einen Vergleich des aktiven therapeutischen Einwirkungsgrades bei verschiedenen Erkrankungen keineswegs unmöglich, im Gegenteil. Die Wahrscheinlichkeitszahlen zeigen den tatsächlichen Grad der therapeutischen Erfolge richtig, da sie auf der Grundlage des *vergleichenden Charakters* der therapeutischen Untersuchung gewonnen werden.

Die Wahrscheinlichkeitsrechnung schließt notwendigerweise auch den Fall ein, daß die Spontanheilungszahl größer als die therapeutische Heilungszahl wird ($S > T$), d. h. den Fall, daß die angewandte „Therapie" sogar ungünstig gewirkt hat; in diesem Fall wird W ein negativer Wert. Ist $W = 0$, so ist weder dafür noch dagegen etwas bewiesen.

Aber schon der Beginn eines deutlichen Wachstums über 0 — auch wenn die absolute Zahl noch ein sehr kleiner, aber positiver Wert ist — beweist bei genügend großer Zahl der Fälle den Eintritt eines günstigen Faktors in die Therapie. In der therapeutischen Untersuchung sind *Mitursachen* als Faktoren der Wahrscheinlichkeitsrechnung nur in Ausnahmefällen zahlenmäßig darstellbar. Angesichts dieser Schwierigkeit wird es praktisch erst recht notwendig, schon von vornherein in der Versuchsanordnung Komplikationen auszuschalten, soweit es nur irgend möglich ist.

Die bisher behandelte Wahrscheinlichkeitsrechnung führt immer über die Differenz zweier Quotienten zu einem Dezimalbruch, dessen Größe zwischen 0 und 1 liegt, d. h. zur *absoluten Wahrscheinlichkeitszahl*. Diese mathematische Wahrscheinlichkeitsrechnung ist nur dort durchführbar, wo die „Summe aller möglichen Fälle", die den Nenner der Wahrscheinlichkeitsquotienten [Gl. (III) u. (IV)] darstellt, bekannt ist. Dies ist den Versuchsbedingungen entsprechend von vornherein der Fall bei der *Beurteilung einer therapeutischen Wirkung aus dem Ausgang*. Bei der *Beurteilung von Krankheitsabläufen nach ihrer Dauer* ist die Summe aller möglichen Fälle aber überhaupt nie bekannt. Muß das *therapeutische Urteil aber aus der Beobachtung des Verlaufs einer Erkrankung*, d. h. aus der Entwicklung bestimmter Kriterien (als Funktion der Zeit!) gewonnen werden, so ist die „Summe aller möglichen Fälle" nur in besonderen noch zu besprechenden Fällen auffindbar. In nicht wenigen Fällen wird es also nicht möglich sein, zu einer *absoluten Wahrscheinlichkeitszahl* zu gelangen; das Maximum des Erreichbaren stellt dann eine *relative Wahrscheinlichkeit* dar.

Mit dieser *relativen Wahrscheinlichkeit* hat sich BLEULER in seinem grundlegenden Buch „Das autistisch-undisziplinierte Denken in der Medizin und seine Überwindung" (S. 114ff., 1922) eingehend befaßt. BLEULER setzt der mathematischen Wahrscheinlichkeitsrechnung, die einer abgeschlossenen, absoluten Größe (zwischen 0 und 1) zustrebe, den Begriff der offenen relativen Wahrscheinlichkeit gegenüber, der immer ein reziproker Wert sei. Die Wahrscheinlichkeit wäre danach nicht (nach I) $\frac{m}{m+n}$, nicht (nach III) $S = \frac{m}{m+n}$ und (nach IV) $T = \frac{m'}{m'+n'}$, sondern

$$\mathfrak{S} = \frac{m}{n} \quad \text{(VI)} \qquad \text{und} \qquad \mathfrak{T} = \frac{m'}{n'}, \qquad \text{(VII)}$$

und relative therapeutische Wahrscheinlichkeit wäre

$$\mathfrak{w} = \frac{\mathfrak{T}}{\mathfrak{S}}. \qquad \text{(VIII)}$$

Die Wahrscheinlichkeit sollte nach BLEULER überhaupt nicht in einer absoluten Zahl ausgedrückt werden, sondern als Quotient stehenbleiben, da sie noch nichts Fertiges darstelle. Daran ist nicht zu bestreiten, daß die Wahrscheinlichkeitsrechnung solange „offen" zu halten ist, als noch Faktoren (Komplikationen) vorhanden sind, die imstande sein können, die Schlußabrechnung zu modifizieren. Wenn aber ein komplexer endgültiger Quotient entwickelt werden kann und entwickelt ist, so ist kein Grund zu ersehen, warum nicht aus ihm eine absolute Wahrscheinlichkeitszahl sollte errechnet werden.

Das gilt nun in ganz besonderem Grade von der therapeutischen Wahrscheinlichkeitsrechnung, deren Endwert evtl. ja erst die Differenz zweier zu vergleichender Wahrscheinlichkeitswerte stellt. Verzichtet man bei der therapeutischen Wahrscheinlichkeit ohne Not auf absolute Zahlen, so wird man bei unübersichtlichen Resultaten stehenbleiben. Im Beispiel I S. 25 wäre bei Anwendung der relativen Wahrscheinlichkeit $\mathfrak{S} = \frac{30}{10}$ und $\mathfrak{T} = \frac{24}{6}$, und es ergäbe sich $\mathfrak{w} = \frac{\mathfrak{T}}{\gamma} = \frac{4}{3}$. Die Überlegenheit von $\mathfrak{T}$ gegenüber γ käme zwar auch zum Ausdruck, aber irgendein absolutes Maß für die Größe der wirklichen Überlegenheit wäre offenbar nicht gegeben.

Auch wenn die relativen Wahrscheinlichkeiten — im Gegensatz zu BLEULER — bis zu absoluten Zahlen ausgerechnet würden, auch dann wären sie noch im Nachteil gegenüber der mathematisch-therapeutischen Wahrscheinlichkeit. Letztere bewegt sich zwischen 0 und 1 (bzw. zwischen -1 und $+1$), also innerhalb klar vorstellbarer Grenzen. Das Minimum der relativen Wahrscheinlichkeit dagegen ist 0, von 1 ab bedeutet sie eine positive Wirkung und ihr Maximum ist $\infty \left(\frac{x}{0} \right)$; es ist klar, daß innerhalb dieser Grenzen ein quantitatives Urteil über den Grad der Wahrscheinlichkeit überhaupt nicht oder doch nur unvergleichlich schwerer zu gewinnen ist als zwischen 0 und 1.

Die *relative Wahrscheinlichkeitsrechnung* ist daher nur ein unebenbürtiger Ersatz der absoluten Rechnung, ihre Anwendung ist nur dann gerechtfertigt, wenn die absolute mathematische Wahrscheinlichkeitsrechnung undurchführbar ist. Das ist nach den obigen Ausführungen der Fall, wenn der Nenner der mathematischen Wahrscheinlichkeitsrechnung, die Summe aller möglichen Fälle, unbekannt ist, wie z. B. für die Flüssigkeitsausscheidungen, aber auch für Blutdruckwerte, für Pulszahlen und anderes.

Einer besonderen Beachtung bedarf die Auffindung der Wahrscheinlichkeitszahl bei der *Beurteilung eines Heilerfolgs nach dem* **Verlauf** *einer Erkrankung.* Es stehen hier der Beurteilung von vornherein keine Vergleichszahlen zur Verfügung, sondern **Kurven** (s. Abb. 2). Die Richtung einer Geraden kann immer in Graden des Winkelmaßes bestimmt werden. Bei der Kurve eines Kriteriums ist dies dann möglich, wenn ihr Verlauf sich in genügender Ausdehnung und während der für die Beurteilung maßgebenden Zeiten einer Geraden nähert oder doch eine

Richtung erkennen läßt. Die *Kurve* des einzelnen Falles ist zumeist
nicht so kontinuierlich und gerade, daß ihre Richtung ohne die Gefahr
von Zwang und Entstellung in Graden bezeichnet werden dürfte; je
seltener die kritischen Untersuchungsmethoden angewandt werden
können, um so größer werden die Fehlerquellen. Aus dem *Durchschnitt* (arithmetischen Mittel) *einer Kurvenschar* dagegen wird sich in
den meisten Fällen bei richtiger Ansetzung der kritischen Zeitpunkte
der Vorbeobachtung, des Einsatzes der spezifischen Therapie und evtl.
auch der Nachbeobachtung sehr wohl eine in Graden meßbare Richtung
im Verhältnis zur Horizontalen feststellen lassen. Der Fehler wird
dabei wie immer um so kleiner sein, je größer die Zahl der beobachteten
Fälle ist.

Werden die Gleichungen (III), (IV) und (V) zur Beurteilung eines
kurvenmäßig dargestellten Krankheitsverlaufs angewandt, so bedeutet
S den Kurvenverlauf eines Kriteriums in der Vorbeobachtungszeit
und T den Verlauf unter dem Einfluß einer spezifischen Therapie. Der
Kurvenverlauf wird in Graden gemessen an den Winkeln, die die Kurven
mit der Senkrechten bilden (s. Abb. 2 u. 3). Es ist dann

Gl. (IIIa):
$$S = \frac{\mu}{\mu + \nu} = \frac{\mu}{180°},$$

Gl. (IVa):
$$T = \frac{\mu'}{\mu' + \nu} = \frac{\mu'}{180°},$$

Gl. (Va):
$$W = T - S = \frac{\mu' - \mu}{180}.$$

Je nachdem sich das jeweilige Kriterium zur Heilungstendenz direkt
oder indirekt proportional verhält, bilden entweder die von den Kurven
mit der Senkrechten in der Richtung oder in der Gegenrichtung des
Uhrzeigers gebildeten Winkel die Zähler der Wahrscheinlichkeiten S
und T [s. Gl. (III) u. (IV)].

Wird die *gewünschte therapeutische Wirkung direkt proportional* an
dem Maß des jeweiligen Kriteriums gemessen, so stellt der von der Kurve
mit der Senkrechten *im Uhrzeigersinn* gebildete Winkel sowohl in der
Vorbeobachtungszeit des spontanen Verlaufs, als auch während der Zeit
der therapeutischen Untersuchung das Maß der Richtung des Krankheitsverlaufs dar. Dies ist z. B. der Fall bei der Flüssigkeitsausscheidung bzw. -bilanz bei Ödemen, bei der Verfolgung des Körpergewichts
bei „zehrenden“ Erkrankungen; es gilt für Hämoglobin und Erythrocyten bei Anämien (s. Abb. 2a), für die Leukocyten bei Leukopenien,
für die Alkalireserve und für alle anderen Kriterien, deren Anstieg ein
für die Heilung günstiges Symptom bedeutet.

Bedeutet dagegen das *Wachsen des Kriteriums eine klinische Verschlechterung* (ein Versagen der therapeutischen Wirkung), sein Absinken
dagegen Genesung, so bilden die von den kriteriellen Kurven mit der

Senkrechten *im Gegensinn des Uhrzeigers* gebildeten Winkel in den echten Brüchen der Gleichungen (III) und (IV) die Zähler und sind maß-

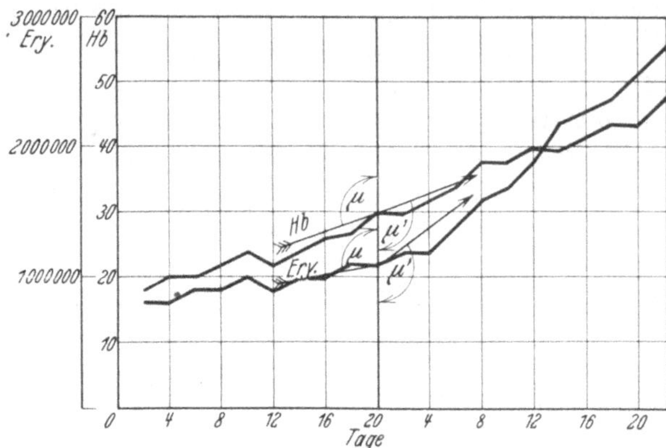

Abb. 2a. Hämoglobin- und Erythrocytenkurve als Kriterien einer Behandlung.

gebend für die Beurteilung des klinischen Verlaufs und dem entsprechend auch für die klinischen Wahrscheinlichkeiten: Herzfrequenz und Körpergewicht bei Herzinsuffizienz; Blutdruck bei Hypertension; Albuminurie, organisiertes Harnsediment und Anhäufung harnfähiger Stoffe im Blut bei Nierenerkrankungen; Grundumsatz (s. Abb. 2b), Lymphocytose und Herzfrequenz bei Basedow; Blutkör-

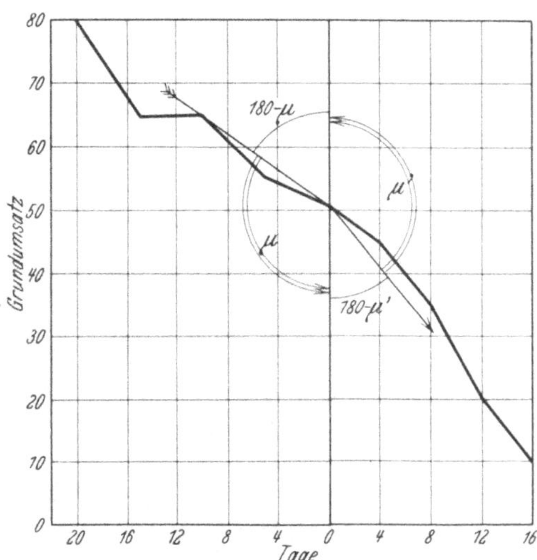

Abb. 2b. Der Grundumsatz als Kriterium.

perchensenkung; Erythrocyten bei Polyglobulie; Leukocyten bei Leukämien und Leukocytosen; der Grad der Beschwerden, sofern er zahlenmäßig darstellbar gemacht worden ist.

Errechnung der therapeutischen Wahrscheinlichkeit am Kriterium Erythrocyten aus Abb. 2a:

I. Die absolute Wahrscheinlichkeitszahl: (siehe S. 28).

Spontane Periode:
$$\mu = 102° \ (\nu = 78°)$$

$$S = \frac{\mu}{180°} = \frac{102}{180} = 0{,}566 . \tag{IIIa}$$

Spezifisch-therapeutische Periode: $\mu' = 127° \ (\nu' = 53°)$

$$T = \frac{\mu'}{180°} = \frac{127}{180} = 0{,}7 . \tag{IVa}$$

Nach (Va): $$W = T - S = 0{,}134 .$$

II. Die relative Wahrscheinlichkeit (s. S. 27 u. 31):

$$w = \frac{\mathfrak{T}}{\mathfrak{S}} = \frac{\operatorname{tg}(\mu' - 90°)}{\operatorname{tg}(\mu - 90°)} = \frac{\operatorname{tg} 37°}{\operatorname{tg} 12°} = \frac{0,753}{0,208} = 3,62 \,.$$

Für den Vergleich der Abläufe von Krankheiten an Hand von Kurvenscharen ist der gleichzeitige Ansatz und die Übereinstimmung der kritischen Punkte der Kurven Voraussetzung: Mittelpunkte sind die Zeitpunkte des Beginns der spezifischen Therapie; wenn die Abszisse die Zeit bedeutet, so liegen sie alle auf einer Ordinate, von der aus die Werte des jeweiligen Kriteriums nach links — Vorbeobachtung — und rechts — therapeutische Beobachtung — angesetzt werden. Der ganze Verlauf der Einzelkurven ist so auf den Zeitpunkt des Beginns der spezifischen Therapie hingeordnet.

Verlaufen die Kurven einer Kurvenschar kontinuierlich, aber nicht konstant horizontal, so ist es nur dann möglich, aus ihnen in ihrer ganzen Ausdehnung das Mittel zu ziehen, wenn ihre Vorbeobachtungszeiten gleich lang sind. Trifft dies nicht zu, so können nur gleich lange Zeitabschnitte vor dem Einsatz der spezifischen Therapie benutzt werden; von den längeren Vorbeobachtungen werden also Teile unberücksichtigt bleiben müssen. Würde man wahllos aus allen Kurven ohne Achtung auf die Länge der Vorbeobachtung das Mittel ziehen, so wäre es in sehr vielen Fällen unmöglich, eine einigermaßen kontinuierliche Linie zu erhalten, da die (neu hinzukommenden) Kurven kürzerer Vorbeobachtung die schon abgesunkene Kurve der länger beobachteten Fälle immer wieder erhöhen müßten. Sucht man dieser Schwierigkeit auf die soeben angedeutete Weise dadurch aus dem Wege zu gehen, daß man die kürzesten Vorbeobachtungszeiten als Maß nimmt und alle längeren auf sie hin beschneidet, so wird man zwar eine kontinuierliche Kurve erhalten, aber auf Kosten der Vollständigkeit. So ergibt sich als Ziel, die Vorbeobachtungszeiten von vornherein so zu begrenzen, daß sie untereinander gleich sind, sofern dies mit der Problemstellung vereinbar ist. Ist dies nicht möglich, so bleibt nichts übrig, als die gesamten untersuchten Fälle (die statistische Masse) in Untergruppen (Teilmassen) gleicher Vorbeobachtungszeit zu unterteilen, deren Durchschnittskurven zu ziehen, für diese ihre Wahrscheinlichkeitszahlen zu errechnen und aus diesen wieder das Mittel zu ziehen. Dieses stellt dann die gesamte Wahrscheinlichkeit dar (s. dazu S. 16ff., Statistische Methoden, und S. 61ff. bei Basedow).

Auch bei der Beurteilung einer therapeutischen Wirkung aus einem in Graden des Winkelmaßes gemessenen Kurvenverlauf ist die Summe aller möglichen Fälle bekannt; sie beträgt hier nach den obigen Ausführungen immer 180°; trotzdem bedeutet die so gewonnene Wahrscheinlichkeit keine absolute therapeutische Wahrscheinlichkeitszahl im strengen Sinne. Die Winkel, die den Verlauf der Kriterien mit der Zeit charakterisieren, sind selbst relativ, sie sind unabhängig von den willkürlich gewählten Maßstäben für Zeit und Kriterium. Mit dem Maßstab ändern sich nicht nur die Winkel, die die Kurven mit der Senkrechten bilden (Abb. 3: μ_1, μ_2, μ_3, μ_4 und μ_1', μ_2', μ_3', μ_4'), sondern auch die *Differenzen* der zusammengehörigen Winkel (Abb. 3:

$$\mu_1' - \mu_1 = 161° - 147° = 14°;$$
$$\mu_2' - \mu_2 = 154° - 135° = 19°;$$
$$\mu_3' - \mu_3 = 135° - 116° = 19°;$$
$$\mu_4' - \mu_4 = 116° - 104° = 12°).$$

Die „absoluten" Wahrscheinlichkeitszahlen, die aus Kurven gewonnen werden, sind also abhängig vom jeweiligen Maßstab (S. 19), und sie sind so letzten Endes auch nur relativ.

Unter diesen Umständen kann hier auf den Gang der absoluten Wahrscheinlichkeitsrechnung verzichtet und von vornherein eine *relative Wahrscheinlichkeit* angestrebt werden. Die Faktoren des Quotienten der relativen Wahrscheinlichkeit werden bei kurvenmäßiger Darstellung gebildet durch die Quotienten aus Antikathete (Maß des Kriteriums) und Kathete (Einheit der Zeit) der Winkel (in Abb. 3 γ und δ), die die kriteriellen Kurven einerseits in der spontanen, andererseits in der therapeutisch beeinflußten Periode

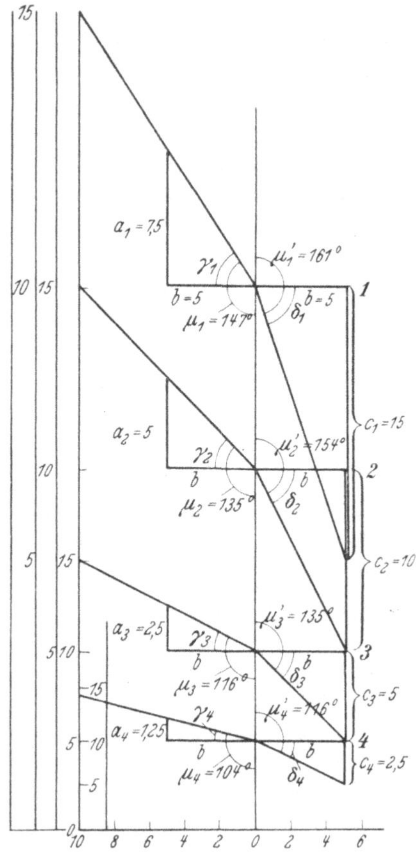

Abb. 3. Einfluß des Maßstabs auf die Errechnung der therapeutischen Wahrscheinlichkeit.

mit der Waagrechten bilden; diese Quotienten der relativen Wahrscheinlichkeit einer Kurve sind rechnerisch identisch mit den Quotienten aus den Tangenten der Winkel γ und δ, die die Kurven mit der Waagrechten bilden. Die folgende Übersicht stellt die absoluten und relativen Wahrscheinlichkeiten für den in Abb. 3 in vier verschiedenen Maßstäben niedergelegten gleichen Vorgang einander gegenüber (S. 33):

Häufig sind die den *Verlauf* einer Erkrankung charakterisierenden Kriterien in **Kolumnen** dargestellt (z. B. bei Flüssigkeitsbilanzen, auch bei der graphischen Notierung von Beschwerden). In solchen Fällen

<table>
<tr><td>

„Absolute" Wahrscheinlichkeit.

</td><td>

Relative Wahrscheinlichkeit.

</td></tr>
</table>

$$1. \quad w_1 = \frac{\mu_1' - \mu}{180°} = \frac{14°}{180°} = 0{,}077\,,$$

$$\mathfrak{w}_1 = \frac{\dfrac{c_1}{b}}{\dfrac{a_1}{b}} = \frac{c_1}{a_1} = \frac{15}{7{,}5} = 2$$

$$= \frac{\operatorname{tg}\delta_1}{\operatorname{tg}\gamma_1} = \frac{\operatorname{tg}71°}{\operatorname{tg}57°} = 2\,,$$

$$2. \quad w_2 = \frac{19°}{180°} = 0{,}105\,,$$

$$\mathfrak{w}_2 = \frac{c_2}{a_2} = \frac{10}{5} = 2$$

$$= \frac{\operatorname{tg}\delta_2}{\operatorname{tg}\gamma_2} = \frac{\operatorname{tg}64°}{\operatorname{tg}45°} = 2\,,$$

$$3. \quad w_3 = \frac{19°}{180°} = 0{,}105\,,$$

$$\mathfrak{w}_3 = \frac{c_3}{a_3} = \frac{5}{2{,}5} = 2$$

$$= \frac{\operatorname{tg}\delta_3}{\operatorname{tg}\gamma_3} = \frac{\operatorname{tg}45°}{\operatorname{tg}26°} = 2\,,$$

$$4. \quad w_4 = \frac{12°}{180°} = 0{,}066\,,$$

$$\mathfrak{w}_4 = \frac{c_4}{a_4} = \frac{2{,}5}{1{,}25} = 2$$

$$= \frac{\operatorname{tg}\delta_4}{\operatorname{tg}\gamma_4} = \frac{\operatorname{tg}26°}{\operatorname{tg}14°} = 2\,.$$

wird ein Urteil über die Existenz einer therapeutischen Wirkung dadurch gewonnen, daß aus Perioden die Mittelwerte gezogen und unter sich verglichen werden. Die Kontinuität des Verlaufs muß aber auch hier immerhin groß genug sein, daß brauchbare Mittelwerte erhalten werden können. Die mathematische absolute Wahrscheinlichkeitsrechnung ist auch hier nur insoweit durchführbar, als die Summe aller möglichen Fälle bekannt ist. Bei der Charakterisierung eines Verlaufs durch seinen Mittelwert wird dies nur dann möglich sein, wenn die „Summe aller möglichen Fälle" willkürlich in der Versuchsanordnung festgelegt ist, wie z. B. bei einer täglichen graphischen Darstellung des Beschwerdegrades, wobei das Maximum des möglichen Schmerzes auch die Summe aller möglichen Fälle bedeutet, höchstens auch dann noch, wenn das maßgebende Kriterium eine sehr streng festgelegte Norm besitzt (z. B. Hämoglobinzahl, Erythrocytenzahl und einige andere Werte).

Analog den Ausführungen S. 29 hönnen hier die Kriterien selbst nur dann das direkte Maß der Wahrscheinlichkeit darstellen, wenn sie sich zur Heilungstendenz direkt proportional verhalten; verhalten sie sich dagegen umgekehrt proportional zur Heilungstendenz, dann ist der Zähler der Wahrscheinlichkeiten S und T das Spiegelbild des Kriteriums, bei der Beurteilung eines Verlaufs mit Hilfe des Schmerzgrades also die Differenz zwischen dem vorausgesetzten Maximum des Schmerzes und dem verzeichneten Schmerzgrad:

$$S = \frac{g-m}{g} \quad \text{und} \quad T = \frac{g'-m'}{g'}\,, \quad \text{[S. 24ff., Gl. (III) u. (IV)]}$$

$$W = T - S = \frac{g'-m'}{g'} - \frac{g-m}{g}\,,$$

und sofern $g = g'$:
$$W = \frac{m - m'}{g}.$$
(s. V)

Beispiel: Bei einer Neuralgie wird täglich der Grad der Schmerzen geschätzt und in ein Ordinatensystem eingetragen, in dem die Ordinate den Schmerzgrad, die Abszisse die Zeit in den Tagen bedeutet. Der höchstmögliche Schmerz sei $g = 5 = g'$. Es werden 2 Perioden einer Erkrankung miteinander verglichen; in der 1. Periode sei der mittlere Schmerzgrad $m = 3$; in der 2. Periode unter dem Einfluß einer spezifischen Therapie sei der Mittelwert des Schmerzes $m' = 2$. Dann sind nach den Gleichungen (III), (IV) und (V):

aus der 1. Periode:
$$S = \frac{g - m}{g} = \frac{5 - 3}{5} = 0,4\,,$$

aus der 2. Periode:
$$T = \frac{g - m'}{g} = \frac{5 - 2}{5} = 0,6\,,$$

$$W = \frac{m - m'}{g} = \frac{3 - 2}{5} = 0,2 = T - S\,.$$

In den weitaus meisten Fällen aber schwanken entweder die Normal-werte der Kriterien in erheblichen Grenzen, oder die Kriterien können überhaupt nicht auf irgendwelche Normalwerte bezogen werden. Dann existiert kein Wert für die Summe aller möglichen Fälle, und es fehlt eine unentbehrliche Voraussetzung der mathematischen Wahrscheinlich-keitsrechnung. Hier ist es nicht möglich, zu einer *absoluten Wahrschein-lichkeitszahl* zu gelangen; das Maximum des Erreichbaren stellt hier die *relative Wahrscheinlichkeit* dar.

Die *relative Wahrscheinlichkeitszahl*, die ein Urteil erlaubt über den klinischen Verlauf unter der Wirkung eines therapeutischen Mittels im Verhältnis zum Verlauf unter einem anderen Mittel oder ohne jede Behandlung, ist der Quotient aus den Kriterien zweier Perioden. Diese Kriterien sind entweder ganze Zahlen (wie z. B. die mittleren Puls-zahlen während zweier Perioden), oder sie sind ihrerseits selbst Quo-tienten $\left(\text{z. B. } \dfrac{\text{Flüssigkeitsausscheidung}}{\text{Flüssigkeitszufuhr}}\right)$.

	Ganze Zahlen	Quotienten
1. Periode: Kriterieller Mittelwert $=$	a	$\dfrac{a}{b}\,.$
2. Periode: Kriterieller Mittelwert $=$	a'	$\dfrac{a'}{b'}\,.$
Relative Wahrscheinlichkeitszahl $=$	$\dfrac{a}{a'}$	$\dfrac{a \cdot b'}{a' \cdot b}\,.$

Auf die Voraussetzung, daß das Wachsen der therapeutischen Wahr-scheinlichkeit einem günstigen Krankheitsverlauf entsprechen soll, ist selbstverständlich auch bei der Ordnung des Quotienten der relativen Wahrscheinlichkeit Rücksicht zu nehmen. Bedeutet das Wachsen der jeweiligen Kriterien klinische Besserung, so ist immer

$$w = \frac{\mathfrak{T}}{\mathfrak{S}}\,,$$
(VIII)

bedeutet es dagegen klinische Verschlechterung, so wird das Verhältnis umgekehrt, es wird

$$\mathfrak{w} = \left(\frac{\mathfrak{T}}{\mathfrak{S}}\right)^{-1} = \frac{\mathfrak{S}}{\mathfrak{T}} \,. \tag{IX}$$

Beispiel: Bei einer Herzinsuffizienz betrage bei einer durchschnittlichen täglichen Flüssigkeitszufuhr von 900 ccm die Flüssigkeitsausscheidung in der 1. Periode 600, bei einer durchschnittlichen täglichen Flüssigkeitszufuhr von 1100 in der 2. Periode 1000.

Aus der 1. Periode (Vorbeobachtung) $\qquad\qquad \mathfrak{S} = \dfrac{600}{900}\,.$

Aus der 2. Periode (unter spezifischer Therapie) $\mathfrak{T} = \dfrac{1000}{1100}\,.$

Relative Wahrscheinlichkeit $\mathfrak{w} = \left(\dfrac{\mathfrak{T}}{\mathfrak{S}}\right) = \dfrac{1000 \cdot 900}{600 \cdot 1100} = \dfrac{15}{11}\,.$

Vergleiche zu $\mathfrak{w} = \left(\dfrac{\mathfrak{T}}{\mathfrak{S}}\right)^{-1}$ S. 51 (Errechnung einer relativen Wahrscheinlichkeit aus der benötigten Nitroglycerinmenge).

Welche Vorteile bringt überhaupt die Einführung der Wahrscheinlichkeitsrechnung für die therapeutische Untersuchung? Die Mitteilung der bei der Anwendung irgendeines Heilverfahrens erreichten prozentualen *therapeutischen Heilungszahl* sagt für sich allein noch nichts aus über die Wirkung des angewandten Heilmittels, um so weniger allerdings, je größer die prozentuale Spontanheilungszahl ist. Erst die Berechnung der *therapeutischen klinischen Wahrscheinlichkeitszahl* zeigt den Grad des therapeutischen Erfolgs richtig, da nur sie auf der Grundlage des vergleichenden Charakters der therapeutischen Untersuchung gewonnen wird.

In den letzten Jahren wurde mehrfach die Behauptung laut, in der therapeutischen Forschung wären 100prozentige Beweise doch nicht zu erbringen; damit sollte eine den Autoren neuer Heilverfahren zu strenge Kritik abgewehrt werden. An diesem Wort ist etwas Richtiges, und doch beruht es auf einem Mißverständnis des Wesens und der Aufgabe des therapeutischen Beweises. Richtig ist es, soweit es bedeuten soll, daß zum Beweis einer Heilwirkung keine 100prozentige Heilung(szahl) erforderlich sei und daß es praktisch überhaupt kaum je möglich sei, mit 100% Sicherheit, d. h. mit der Wahrscheinlichkeit $= 1$* einen solchen Beweis zu führen. Das ergibt sich aus den obigen Ausführungen über die Grade der Wahrscheinlichkeit. Grundfalsch ist die Behauptung aber, wenn sie behaupten will, daß in der klinischen Medizin von vornherein kein im naturwissenschaftlichen Sinne ausreichender (und im *landläufigen* Sinne 100prozentiger oder exakter) Beweis für die Heil-

---

* Die Wahrscheinlichkeit $= 1$ würde nicht nur bedeuten, daß es in 100% der Fälle zu einer Heilung gekommen, sondern auch, daß die Spontanheilung $= 0$, daß also eine Heilung ohne die angewandte Therapie unmöglich sei.

wirkung eines Mittels erbracht werden könne. Man muß sich ein für allemal des Gedankens entschlagen, als ob die absolute Heilungszahl allein etwas Wesentliches über den Grad der Heilwirkung eines Mittels aussagen könnte; einer 100prozentigen Heilungszahl bei einer spezifischen Therapie kann eine kleine und einer geringprozentigen eine große Wahrscheinlichkeit der therapeutischen Wirkung entsprechen, es kommt ganz auf das Verhältnis zur Spontanheilungszahl an. Darüber hinaus aber stellt schon eine kleine positive Wahrscheinlichkeitszahl einen sicheren Beweis einer Heilwirkung dar, sofern nur die in den ersten beiden Abschnitten unserer Analyse erörterten Voraussetzungen zutreffen.

Wenn z. B. die Diphtherie in der Vorserumzeit —35% Mortalität = 65% Spontanheilung besaß und nach der Einführung des Serums nur mehr 10% Mortalität = 90% Heilung, so war auch die *Wahrscheinlichkeit der Heilung* (= die Heilungszahl) vor der Serumperiode = 65%, in der Serumperiode = 90%. Die *Wahrscheinlichkeit der Serumwirkung* aber war $= \dfrac{90 - 65}{100} = 0,25$, also ein absolut kleiner, von 1 weit entfernter Wert. Trotzdem wird es niemand einfallen können, an der sicheren Heilwirkung des Serums zu zweifeln, falls nicht in den Vergleichsgrundlagen (epidemiologische Schwankungen?) ein Fehler nachgewiesen werden kann.

Das *Gesamturteil über die Wirkung eines Mittels* ist bei vielen Erkrankungen dadurch erschwert, daß eine Vielzahl von Kriterien zur Verfügung steht und daß diese Kriterien zwar prinzipiell vergleichbar, aber immerhin quantitativ nur unter Vorbehalt kommensurabel sind. Widersprechen sich die Ergebnisse der einzelnen Kriterien, so wird es überhaupt unmöglich, sie miteinander zu vergleichen. Es liegt aber in dem Wesen brauchbarer Kriterien, daß sie mit dem klinischen Gesamtbild und deshalb auch untereinander zusammen stimmen, so daß die endgültige Richtung zumeist doch die gleiche ist und so auch ein *Vergleich* möglich wird. Ein gegenseitiges quantitatives und *zahlenmäßiges Abwägen* wesensverschiedener Kriterien aber wird nur unter ungewöhnlich günstigen Bedingungen möglich sein, und die *Weiterführung der mathematischen Wahrscheinlichkeitsrechnung* an einem Komplex von kriteriellen Wahrscheinlichkeitszahlen müßte so große Fehlerquellen mit in Kauf nehmen, daß sie gegenüber einer rein klinischen Kritik zum mindesten keine Vorteile verspricht.

VI. Die therapeutische Forschung als Wissenschaft. Kritik des derzeitigen Standes.

Nirgends in der Medizin ist uns der Einblick in innere Zusammenhänge so verschlossen wie in der Therapie. Auch dort, wo wirkliches, festgegründetes Wissen vorliegt, stehen isolierte Tatsachen nebeneinander, sind übereinander angehäuft. Sie alle müssen miteinander in Zusammenhang stehen, ihnen allen muß in einem Continuum formarum ihr logischer Platz angewiesen sein. Aber wir sehen die Gesetze, die hier die Tatsachen bilden, so selten, daß man die Frage aufwerfen könnte, ob eine Wissensmasse, die so sehr Anhäufung von Tatsachen, aber so wenig organischer Bau ist, überhaupt als Wissenschaft bezeichnet werden dürfe, falls man POINCARÉ folgt, „daß man eine Wissenschaft aus Tatsachen herstellt, wie man ein Haus baut, daß aber eine Anhäufung von Tatsachen so wenig eine Wissenschaft ist wie ein Steinhaufen ein Haus".

Es ist gut, sich dieser Sachlage bewußt zu sein, um das Ziel nicht aus dem Auge zu verlieren, das sich jede therapeutische Arbeit setzen muß. Das Ziel heißt therapeutisches, rationelles und komplexes Vorgehen aus der Einsicht in die Beeinflußbarkeit pathologisch-physiologischer Einheitszusammenhänge heraus. Dies Ziel ist bisher nur in ganz wenigen Fällen erreicht worden, z. B. in der Substitutionstherapie, wie in der Insulintherapie und der Schilddrüsenbehandlung des Kropfes, in einigen serologischen Methoden, teilweise auch beim Digitalis, höchst mangelhaft nur bei den Diuretica z. B. Die Schwierigkeiten, die sich dem Ziele entgegenstellen, mögen mit ein Grund dafür sein, daß die medizinische wissenschaftliche, auch die klinische Arbeit es vorzieht, solche Gebiete zu untersuchen, die den Ansprüchen einer Wissenschaft, so wie ich sie eben andeutete, mehr zu entsprechen scheinen.

Tatsächlich soll jede therapeutische induktive Forschung ein Allgemeines nicht nur zum Ziele, sondern auch zur Voraussetzung haben; so induktiv sie auch sei, kann sie doch nicht — wie keine Wissenschaft — eines deduktiven Moments entbehren. Die Frage ist nur, wie groß die Ansprüche sein dürfen, die an die Sicherheit (Wahrscheinlichkeit) des deduktiven Ausgangspunkts gestellt werden; diese Ansprüche müssen bei therapeutischen Fragestellungen notwendigerweise verhältnismäßig niedrig sein. Es kann nicht bestritten werden, daß der Weg zu therapeutischen Erkenntnissen ein unabsehbar langer wäre, wenn wir warten wollten, bis die physiologischen, pathologisch-physiologischen und klinisch-pharmakologischen Erkenntnisse so groß geworden wären, daß uns die therapeutischen Erkenntnisse gleichsam wie reife Früchte in den Schoß fallen würden. So lange kann die therapeutische Forschung, kann der Arzt nicht warten. Es muß versucht werden, sich dem Ziele von minder sicheren Ausgangspunkten, von Arbeitshypothesen aus zu nähern, und es bleibt oft nichts übrig, als die gesicherten therapeutischen Arbeiten erst zu häufen mit der Absicht, sie später zu ordnen, und in der Hoffnung, daß aus der Gesamtschau schließlich doch auch eine Synthese erwachsen könne. Als Forderungen aber bleiben Arbeitshypothese und Auffindung gesicherter Tatsachen (mit Hilfe der generalisierenden Induktion). Von der *Arbeitshypothese* selbst muß verlangt werden, daß sie begründet sei in naturwissenschaftlichen Tatsachen, falls dies nicht möglich, so sollte dies klar geoffenbart werden. Es ist heute notwendig zu betonen, daß aprioristisch sein sollende Sätze, die aber als solche nicht einmal wahrscheinlich gemacht werden können, in große Gefahren führen. So hat BIER aus dem Satz „Ein jedes Organ erhält sich selbst in Form und Tätigkeit durch Hormone, die es bereitet"[1] deduktiv praktische, biologische, klinisch-therapeutische Folgerungen abgeleitet, die dann ihrerseits wieder zu beweisen gesucht wurden. Das Schlimme an solchem Aufbau, solcher Reihenfolge liegt nicht in der deduktiven Ableitung. Diese muß in allem wissenschaftlichen Erkennen eine mehr oder minder große Rolle spielen. Schlimm war vielmehr, daß jener Satz nicht in der Stellung einer dazu schwach gestützten Hypothese gelassen wurde, sondern daß BIER auf Grund großenteils spekulativer Überlegungen ihr den Rang einer These anwies. Schlimmer noch war, daß die folgenden induktiven Einzeluntersuchungen, die die Aufgabe hatten, die These kritisch zu erproben, sich einer unzulänglichen Methodik bedienten und offenbar mehr auf Beweis, als auf Prüfung eingestellt waren[2]. Das ist leider etwas sehr Gewöhnliches bei therapeutischen Gedankengängen und Arbeiten.

Die Arbeitshypothese hat eine große Freiheit; das Wichtigste an ihr ist, daß sie als eine einer rigorosen Prüfung zu unterziehende Hypothese und nicht als zu beweisende These die Untersuchung einleitet und begleitet.

Die methodologischen Grundsätze therapeutischer (klinischer) *Forschungen* sind seit GALILEI und BACON im Besitze der Wissenschaft, und seit KANT (Kritik der reinen Vernunft und Methodenlehre der teleologischen Urteilskraft) wäre genug Zeit verflossen, in der die Klinik hätte lernen können, sich nach ihnen zu richten. In Wirklichkeit werden sie von der therapeutischen Forschung nur zu einem kleinen Teil befolgt; darüber hinaus aber sind die Arbeiten, die nicht nur auf korrekten Forschungsergebnissen zu basieren scheinen, sondern auch in ihren *Veröffentlichungen* in ausreichender Weise belegt werden, seltene Ausnahmen.

Der erste Fehler, die *Vernachlässigung der Methodik*, führt zu falschen Resultaten und auch im besten Fall zu unnötigen, oft aber auch schon schädlichen ärztlichen Maßnahmen. BLEULERS Feststellung, man brauche nur etwa 50 Bände Therapie aus wenig zurückliegenden Jahr-

---

[1] BIER: Münch. med. Wschr. **1929**, 1027.

[2] Ich werde später bei der Erörterung einiger spezieller methodologischer Probleme Anlaß haben, auf einzelne der einschlägigen Arbeiten zurückzukommen. L. u. G.: Münch. med. Wschr. **1929**, 1034. — G.: Ebenda **1929**, 1042. — Z. u. F.: Ebenda **1929**, 1046.

zehnten durchzusehen, um zeigen zu können, wie wenig Prozent neuer „Entdeckungen" sich bewährt haben, ist in unserer raschlebigen Zeit schon überholt; schon 5 Jahrgänge genügen heute, um einen Wechsel der Tagesmeinungen aufzuzeigen, der unmöglich wäre, wenn auch nur der größere Teil der Autoren einigermaßen kritisch wäre. Durchsucht man ein Dutzend Bände unserer medizinischen Wochenschriften, so hat man schon Glück, wenn man insgesamt 2 Dutzend therapeutische Arbeiten findet, die einer strengen Kritik standhalten. In den „klinischen Archiven" usw. aber finden sich therapeutische Arbeiten nur verschwindend selten; auf 100 experimentelle oder diagnostische Arbeiten treffen hier vielleicht 3 oder 4 therapeutische (die übrigens zu einem sehr großen Prozentsatz methodologisch ebenfalls nicht genügen). Man geht kaum fehl in der Annahme, daß der Großteil der therapeutischen Autoren sich in einer wissenschaftlich etwas strengeren Umgebung nicht wohl fühlt. Bald fehlen genügende Vorbeobachtungen, oder es wird nicht klar, ob wirklich die Mitursachen genügend ausgeschaltet sind, oder die Vergleichsgrundlagen sind aus anderer Ursache nicht genügend durchsichtig oder überhaupt ungenügend für die spezielle Art der Beobachtung. Ein besonders häufiger Fehler ist, daß versucht wird, einen Krankheitsverlauf, der seiner Natur nach nur durch eine gerichtete Kurve oder Linie dargestellt werden kann, durch das Resultat einer einzeitigen Untersuchung zu charakterisieren, daß z. B. *ein* Ruhe-Nüchternwert (bei Basedow), *ein* Blutbild (bei Anaemia perniciosa), *eine* Feststellung von Nierenfunktion und Blutchemie (bei Nephritis) als Vergleichsgrundlagen für die Beurteilung einer Heilwirkung ausreichen sollen. In anderen Arbeiten fehlt es wieder an einer genügenden Anzahl der untersuchten Fälle, und zwar nicht nur bei Krankheiten, die nur sporadisch zur Beobachtung kommen, sondern häufiger dann, wenn mit 2 oder 3 „Fällen" belegte Arbeiten über neue, aufsehenerregende „Entdeckungen" in aller Eile veröffentlicht werden, in dem offensichtlichen Bestreben, noch rechtzeitig mit „bei der Partie" zu sein. Aus solchen Veröffentlichungen kann in gar keinem Fall ein Beweis gezogen werden; sie können höchstens als Baumaterial dienen für den Beweis, den später ein anderer aus einer Reihe für sich allein nicht beweisender Arbeiten führen wird; auch dies ist aber nur dann möglich, wenn die Arbeiten ganz durchsichtig und mit allen Einzelheiten der Untersuchungsmethodik und ihrer Ergebnisse veröffentlicht sind.

Der zweite der beiden obengenannten Fehler ist die *unvollständige Veröffentlichung der Methodik* und der Untersuchungsergebnisse, insbesondere natürlich derjenigen, die die Wirksamkeit des Mittels qualitativ oder quantitativ beweisen. Ein solcher Mangel bringt zwar keinen direkten klinischen Schaden, beraubt aber eine an sich richtige Veröffentlichung ihres beweisenden Gewichts. Für das schließliche Urteil über den Wert eines Heilmittels, und dieses Urteil wird sich erst aus der Gesamtschau der einschlägigen Literatur herauskrystallisieren, wird eine Arbeit, die nicht in Aufbau und Resultaten klar zutage liegt, nicht vergleichbar und deshalb unverwertbar sein; sie sollte es jedenfalls sein. Es muß deshalb viel mehr, als es bisher der Fall war, darauf gehalten werden, daß bei therapeutischen Arbeiten die Unterlagen ebenso offen vorgelegt werden, wie es bei anderen naturwissenschaftlichen Arbeiten selbstverständlich ist.

Es ist nicht in Abrede zu stellen, daß diese Anforderungen an die Methodik therapeutischer Untersuchungen in der ambulanten Praxis fast immer undurchführbar sind; das ist bedauerlich, weil es manchen kritischen Kopf von der Mitarbeit ausschaltet, die Tatsache wird darum aber nicht weniger wahr. Aber auch im Krankenhaus sind der Schwierigkeiten noch übergenug. Wenn BLEULER[1] bekennt: „Ich war lange in einer Anstalt mit über 700 Patienten, bin über 20 Jahre in einer Klinik mit 400 Betten und einem Wechsel von 200—700 Patienten und habe mir recht viel Mühe gegeben, über bestimmte Arzneimittel ein Urteil zu bekommen; abgesehen von ganz wenigen Fällen bin ich aber nicht einmal so weit gekommen, mir eine vorläufige Meinung, geschweige ein abschließendes Urteil zu bilden“, so sollte dies auch dem optimistischsten Therapeuten eine dringende Warnung zur kritischen Selbstbesinnung sein. Sehr häufig ist auch im Krankenhaus eine der unerläßlichen Voraussetzungen exakter therapeutischer Untersuchung nicht durchführbar; entweder ist es die Vorbeobachtung, weil sie mit irgendeinem Schaden für den Kranken verbunden sein könnte, oder weil es nicht gelingt, eine ausreichende Gleichmäßigkeit des Verlaufs herzustellen; oder die Mitursachen lassen sich nicht genügend ausschalten usw. So schrumpft die Zahl der vergleichbaren, wissenschaftlich verwertbaren Krankheitsfälle zumeist so beängstigend zusammen, daß schon einige Selbstzucht dazu gehört, trotzdem rücksichtslos alle Fälle auszuschalten, die einer strengen Auslese nicht standhalten. Dem Untersucher gar, der sich selbst durch einen unüberlegten Heilplan noch unnötige Komplikationen schafft, dem werden wenig eindeutige Ergebnisse übrigbleiben. In den letzten Jahren der wachsenden Not der Versicherungsträger kommt erschwerend hinzu der Zwang zur möglichsten Verkürzung des Krankenhausaufenthaltes. Viele Patienten müssen jetzt (als der Krankenhausbehandlung nicht mehr bedürftig) gerade dann in ambulante Behandlung entlassen werden, wenn sie so weit erkannt sind, daß aus ihrer weiteren Beobachtung auch therapeutische Einsichten reifen könnten; es ist dies deshalb etwas so Häufiges, weil es bei chronisch Kranken tatsächlich meist außerordentlich lange dauert bis zu jener Erkenntnis des Kranken. Das ist ein gefahrdrohender Zustand,

---

[1] BLEULER: Das autistische Denken usw., S. 41. 1922.

der an die Wurzeln des Fortschritts der Heilkunde greift; nichts wäre auf die Dauer unökonomischer als eine solche Folge einer an sich berechtigten und unabweisbaren Ökonomie. Hier muß ein Ausweg gesucht und gefunden werden, und alle Instanzen, die an der Verantwortung für den Fortschritt der Heilkunde und für die Gesundheitspflege mittragen, haben Ursache, sich darum zu kümmern[1].

Der Schwierigkeiten sind unzählige, und es ist zweifellos, daß der größte Teil der therapeutischen Veröffentlichungen das Licht der Welt nicht erblicken würde, wenn die Autoren die Gesetze der methodologischen Untersuchungen beachten und befolgen würden. Keinem aber, dem Nichtwissen lieber ist als scheinbares Wissen, wird ein solcher Verlust als Übel erscheinen können. Nichts kann Zugeständnisse rechtfertigen, die methodologische Fehler bedeuten, innere Unwahrheiten, die in die Irre führen.

VII. Spezielle Methodologie therapeutischer Untersuchungen.

Es ist unnötig und auch unmöglich, die bisher erörterten Grundsätze und Regeln im speziellen für alle möglichen Arten von Erkrankungen auszuführen. Eine solche Absicht müßte zu endlosen Wiederholungen führen und wäre trotzdem nicht imstande, der unendlichen Mannigfaltigkeit der nach Krankheit und Person individuell wechselnden Probleme gerecht zu werden. Die folgenden Einzeluntersuchungen sind deshalb nur als Beispiele und Hinweise auf einen möglichen Modus procedendi gedacht.

1. Herzinsuffizienz und dynamische Herzmittel.

Als *Kriterien* stehen zur Verfügung: Herzfrequenz und ihr Verhältnis zueinander, Pulszahl, Herzrhythmus, Atemfrequenz (Dyspnoe usw.), Flüssigkeitsbilanz, Gewicht, Ödeme, Transsudate, Stauungsorgane. Die subjektiven Kriterien spielen eine sehr untergeordnete Rolle. Bei Herzinsuffizienz ist die Anteilnahme des gesamten Körpers an der Erkrankung eine besonders ausgeprägte. Infolgedessen muß auch die *Gleichartigkeit der Lebensbedingungen* während Vorbeobachtung und therapeutischer Beobachtung hier eine besonders komplexe, vielfältige sein:

Äußere Arbeit: Bettruhe, völlig oder teilweise, Dauer und Art des Aufseins und der evtl. Bewegung (Zeit, Länge der Strecke, Art der Steigung — Treppe — usw.).

---

[1] Ich habe in den letzten Jahren mehrmals schon auf dieses dringende Problem hingewiesen: Bericht über den 34. dtsch. Krankenkassentag, Dresden 1930, S. 77 — Soz. Med. **1931**, Nr 8.

Innere Arbeit: Flüssigkeitszufuhr; Kost; Meteorismus und Obstipation. Seelische Erregungen, geistige Anstrengung. Schlaf. Konstanz der *Medikamente*, soweit sie auch in der Vorbeobachtung unentbehrlich sind (Sedativa, Narkotica, Analeptica usw.).

Die *Vorbeobachtungsperiode* dauert *bei qualitativen Untersuchungen* solange, bis ein kontinuierlicher Verlauf der Kriterien erreicht ist. Mit ihm wird häufig schon Kompensation eingetreten sein. Solche Fälle, die auch ohne jedes kausale (spezifische) Medikament suffizient werden, sind vorerst ungeeignet geworden zur Prüfung eines Heilmittels. Sie können wieder geeignet werden durch Vermehrung der am leichtesten regulier- und meßbaren Belastungen des Kreislaufs: Vermehrung der äußeren Arbeit durch vermehrtes Aufstehen oder Gehen oder durch Vermehrung der Flüssigkeitszufuhr. *Zu erstreben ist also eine kontinuierliche Kurve der Kriterien, ohne daß vorerst völlige Kompensation = Konstanz erreicht wird;* die Verlaufskurve muß noch in einer Bewegung sein, damit dem Mittel überhaupt Gelegenheit gegeben werden kann, seine Wirkungsmöglichkeit zu beweisen, und diese Bewegung muß eine kontinuierliche sein, damit eine gewollte (therapeutische) oder ungewollte Änderung der Bedingungen sich in einer Diskontinuität bemerkbar machen kann. Wie es einerseits unlogisch wäre, einen Patienten einem Mittel auszusetzen, ohne zu wissen, ob er nicht ohne das Mittel sich ebenso verhalten hätte, so ist es andererseits zwecklos, ein Mittel auf seine quantitative Wirkung dort prüfen zu wollen, wo kein meßbares Kriterium mehr zur Verfügung steht. Die kontinuierliche Verlaufskurve wird also bei Anwendung der genügenden Dosis eines Mittels eine diskontinuierliche Wendung (einen Knick) in der Richtung zur Norm nehmen, falls dem Mittel eine dynamische Herzwirkung zukommt: z. B. die Frequenz sinkt rascher ab, frustrane Systolen werden seltener (ein Pulsdefizit verschwindet), die Atemfrequenz sinkt, die Flüssigkeitsbilanz bessert sich, das Gewicht sinkt bzw. sinkt rascher ab, Ödeme verschwinden usw.

Wieweit im Einzelfall an die Kompensation herangegangen werden kann, wann — vor vollendeter Kompensation — mit dem zu prüfenden Medikament eingesetzt werden soll, ist individuell verschieden. Am sichersten, klarsten und bequemsten ist die Beurteilung, solange noch zahlenmäßig zu verfolgende Kriterien zur Verfügung stehen. Sind diese schon ganz verschwunden, bleiben also nur noch Stauungsorgan und subjektive Symptome, so wird die Beurteilung viel schwieriger. Fehlen gar die objektiven Symptome überhaupt, so ist der Fall untauglich geworden zur Prüfung. Es ist im Interesse der Prüfung und des Kranken wichtig, möglichst rasch an das Ziel der kontinuierlichen, noch nicht konstanten Kurve heranzukommen, ohne das Ziel zu überschreiten, d. h. nicht erst zu kompensieren, um dann wieder einen Rückfall in die Dekompensation zuzulassen — was die Grenze des Zulässigen nur dann nicht überschreitet, wenn keinerlei Gefahr zu befürchten ist. Es muß vielmehr, sobald die Tendenz zur Kompensation manifest wird, durch Zulage an dosierbarer Arbeit oder an Flüssigkeit die zu rasche spontane Kompensation hinausgeschoben werden; die Erreichung der völligen Kompensation soll dem zu prüfenden Mittel überlassen bleiben, es soll sich an ihr versuchen.

Ist ein Mittel in seiner qualitativen Wirkung auf das Herz noch problematisch, so ist bei der Prüfung schon die Anfangsdosis möglichst hoch anzusetzen; bei allen differenten Mitteln bedeutet möglichst hoch = so hoch, als die Erfahrungen am Tierexperiment und vorsichtiges Ausprobieren am Gesunden es gestatten. Strebt ein Untersucher nicht danach, von Anfang an mit hohen Dosen zu arbeiten, so wird er entweder sehr viel Zeit verlieren, oder er wird, ehe er zur wirksamen Dosis gekommen ist, schon die Geduld und die Zuversicht verloren haben und wird ein Mittel vielleicht deshalb voreilig als wirkungslos bezeichnen, weil er seine wirksame Dosis überhaupt nie angewandt hat.

Die absolute Meßbarkeit der obengenannten Kriterien kann nicht als Maßstab einer *quantitativen Charakterisierung eines Herzmittels* dienen; die Reaktion der Kriterien ist individuell und graduell zu verschieden, als daß allgemeine Gesetze über sie aufgestellt werden könnten. Die quantitative Prüfung setzt vielmehr die Vergleichsmöglichkeit mit einem in seiner Wirkung schon bekannten Mittel gleicher Richtung voraus. Sollen zwei medikamentöse Wirkungen miteinander verglichen werden, so muß die Basis des Versuchs eine kontinuierliche und wenn irgend möglich auch eine konstante sein. Eine kontinuierliche, aber noch in Bewegung befindliche (noch nicht konstante, noch nicht horizontale, sondern eine Senkung oder Steigung enthaltende) Kurve wird meist nicht so gleichmäßig sein können, wie wir es nötig haben, um die Wirkung zweier Medikamente gegeneinander abzuwägen. Es ist hier also nicht mehr notwendig, noch auch erwünscht, daß noch ein Stadium der Bewegung vorhanden sei. Es soll eine Konstanz, ein Ruhezustand (Gleichgewicht) eingetreten sein; aber die Konstanz muß eine noch labile sein. Sie muß so dicht an der Grenze der Dekompensation liegen, daß ein minimales Unterschreiten der zur Erhaltung der Kompensation eben ausreichbaren Dosis schon einen Ausschlag nach der Seite der Dekompensation hervorruft. Die Dosis der hier zu vergleichenden Mittel muß also die kleinste, zur Erhaltung der Kompensation eben ausreichende sein. Das gilt sowohl für das als Standard benutzte, bekannte, wie für das zu prüfende Mittel. Dabei ist nicht zu vermeiden, daß zur Auffindung dieser eben noch wirksamen und genügenden Dosis, der *Dosis efficiens minima*, die Kompensationsgrenze vorübergehend unterschritten wird[1]. Sobald dieses Unterschreiten aus Herzfrequenzsteigerung, Respirationsbeschleunigung, Verschlechterung der Flüssigkeitsbilanz erkannt worden ist, ist die Dosis sofort wieder so weit zu steigern, daß die Kompensation gerade wiederhergestellt ist. Es ist Sache der ärztlichen Erfahrung und Gewissenhaftigkeit, daß bei diesem tastenden Suchen nach der Dosis efficiens minima kein Schaden für den Patienten eintritt, daß überhaupt nur solche Patienten benutzt werden, bei denen kein Schaden riskiert wird. Es ist weder notwendig noch wünschenswert, noch erlaubt, zu den (qualitativen oder quantitativen) Prüfungen schwerer Herzdekompensierte heranzuziehen; es müssen und können Patienten sein, bei denen jederzeit durch eine größere Dosis eines schon bewährten Präparates die völlige Kompensation mit Sicherheit wieder erreicht werden kann. Solchen Patienten wird niemals ein Schaden zugefügt werden können, und auf sie bzw. auf die hier entwickelte Einstellung der Dosis efficiens minima verzichten wäre gleichbedeutend damit, daß auf die quantitative klinische Prüfung eines Herzmittels überhaupt verzichtet werden müßte.

Es ist selbstverständlich, daß die Gleichartigkeit der Lebensbedingungen während der ganzen quantitativen Prüfungszeit eher noch strenger durchzuführen ist als bei der qualitativen Prüfung eines Mittels; die größere Empfindlichkeit der Einstellung, die Wichtigkeit des kontinuierlichen und horizontalen Verlaufs machen diese Gleichartigkeit hier erst recht zu einer absoluten Notwendigkeit.

Die Anwendung der *absoluten Wahrscheinlichkeitsrechnung* stößt bei den Kriterien der Herzinsuffizienz auf große Schwierigkeiten. In Gleichung (III) und (IV) (S. 24) der Wahrscheinlichkeiten S und T kann der Nenner, „die Summe aller möglichen Fälle", für keines der zur dynamischen Herzmittelprüfung zur Verfügung stehenden objektiven meßbaren Kriterien (weder für Herzfrequenz noch Atemfrequenz, noch Flüssigkeitsbilanz, noch Körpergewicht) als realer Wert angegeben werden[2]. Nur ausnahmsweise kann hier eine gerichtete Kurve erhalten werden, die die Errechnung einer absoluten Wahrscheinlichkeitszahl aus ihren Winkeln gestattet. In den meisten Fällen wird man sich mit einer *relativen Wahrscheinlichkeit* (S. 33) begnügen müssen.

Die *Herzfrequenz* wird in jeder „Fiebertabelle" kurvenmäßig aufgezeichnet; ihr Verlauf wird auch in den zur *qualitativen Untersuchung* notwendigen, noch nicht kompensierten Stadien des öfteren ein konti-

---

[1] Die Suche nach der Dosis efficiens minima kann eingeleitet werden mit dem bekannten Mittel oder mit dem zu prüfenden Mittel. Die Vergleichsdosis muß von neuem gesucht werden, gleichviel, welches Mittel zuerst geprüft wird, also wird man zweimal bis nahe an die Dekompensation gehen müssen!

[2] Mutmaßliche, aber doch fiktive Werte einzusetzen, wie z. B. Maximalzahlen für Herzfrequenz oder Flüssigkeitsausscheidung, hat keine Berechtigung und würde zu willkürlichen, höchstens relativ richtigen Resultaten führen.

nuierlicher, gleichmäßig abfallender, gerichteter sein, so daß er sehr
wohl in Graden des Winkelmaßes gemessen werden kann. Ähnlich
verhält es sich mit den Kurven des *Körpergewichts* und den *Flüssigkeitsausscheidungen* (vgl. in Abb. 4 Periode II zu III). Aber auch dann,
wenn die Richtung des Kriteriums nicht in Graden des Winkelmaßes
meßbar ist, wenn dementsprechend auch auf die absolute Wahrscheinlichkeitszahl, die hier auch ein Maß der Heilwirkung bedeutet, verzichtet werden muß, auch dann ist bei entsprechender Vorbeobachtung
ein qualitatives Urteil über eine dynamische Herzwirkung meist mit
ziemlicher Klarheit zu erlangen. Die Bewegungsmöglichkeiten der Kriterien sind in den dekompensierten Stadien, in denen allein eine Prüfung
auf eine qualitative Wirkung möglich ist, so groß, daß die Ausschläge
meist recht augenscheinlich werden, falls es zu solchen überhaupt kommt
(Abb. 4 Periode I, II und III).

Ungünstiger und schwieriger wie bei der qualitativen Prüfung liegen
die Bedingungen bei der *quantitativen Prüfung* eines dynamischen
Herzmittels. Bei qualitativen Untersuchungen werden Perioden des
spontanen, nicht spezifisch beeinflußten Verlaufs verglichen mit
Perioden, in denen das spezifische Mittel geprüft werden soll. Bei der
quantitativen Untersuchung bilden Perioden spezifischer Behandlung
durch ein bewährtes Medikament die Unterlage des Vergleichs; Vergleichspartner sind Perioden spezifischer Behandlung durch das der
Prüfung unterliegende Mittel. Während aber bei der qualitativen Prüfung nur entscheidend ist, ob überhaupt eine spezifische Wirkung festgestellt werden kann, wird bei der quantitativen Prüfung in beiden
Phasen der Beobachtung erst die jeweilige Dosis efficiens minima gesucht, der Weg zu ihr geht gesondert für jedes Medikament über ein
oder mehrere Etappen, die sich nur durch die verschiedene Dosierung
unterscheiden. Der Vergleich dieser Etappen (vgl. in Abb. 4 Periode III
die Etappen III 1, III 2, III 3, III 4, in Periode IV Etappe IV 1, 2, 3)
läßt die Dosis efficiens minima erkennen (s. III 5, IV 2, V 2). Die Dosis
efficiens minima der verschiedenen zu vergleichenden Mittel sind die in
letzter Linie maßgebenden Größen; ihr gegenseitiger Vergleich erst er-
möglicht ein Werturteil über die verglichenen Präparate (vgl. Kommentar zu Abb. 4).

Bei dem Suchen nach der Dosis efficiens minima würde der Vergleich der einzelnen Etappen auf Grund des Winkelmaßes von Kurven
ein sehr willkürliches Vorgehen darstellen. Dagegen ist es meist möglich, einzelne Etappen auf Grund der *durchschnittlichen* Werte ihrer
einzelnen Kriterien miteinander zu vergleichen. Dabei dürfen nicht
immer die gesamten unter qualitativ und quantitativ einheitlicher
Behandlung stehenden Etappen miteinander verglichen werden, sondern
nur deren konstant verlaufende Teile, schon deshalb, weil sich nur

aus diesen Durchschnittswerte berechnen lassen; dazu kommt, daß sich, wie oben ausgeführt wurde, die quantitative Untersuchung nicht nur auf einem kontinuierlichen, sondern auch auf einem konstanten Verlauf aufbauen muß. Das konstante Stadium stellt sich aber auch innerhalb der einzelnen Etappe erst nach einer Bewegung der Kurve ein: so, wenn z. B. in Etappe II 4 die ersten 3 Tage ausgeschaltet werden müssen, in IV 2 1 Tag, in V 2 1 Tag.

Kommentar zu Abb. 4.

Periode   I.   Der schwer dekompensiert zur Aufnahme kommende Kranke erhält, da Gefahr im Verzug ist, sofort und täglich Strophanthin; nach 4 Tagen ist die Gefahr beseitigt (Tag 1—4).

Periode II.   Bei fortdauernder Bettruhe wird von jeder spezifischen Therapie Abstand genommen. Es kommt dabei zu einem kontinuierlichen, fast konstanten Verlauf der Kriterien, aber nicht zur Kompensation (Tag 5—15).

Periode III. 1. Unter spezifischer Therapie A 0,3 tritt Kompensation ein; die Bradykardie kündigt die Überdosierung an (Tag 16—28).

    III. 2. Die Dosis A 0,1 ist ungenügend, das Körpergewicht fällt zwar noch, aber die Herzfrequenz klettert in die Höhe (Tag 29—32), und auch in

    III. 3. genügt die Dosis A 0,15 noch nicht; die Unterdosierung macht sich jetzt auch in Gewichtszunahme und Verminderung der Harnmenge geltend (Tag 33—37).

    III. 4. Erst die Dosis A 0,2 bringt wieder den Umschwung: Die Herzfrequenz sinkt erst und wird dann bei normalen Werten konstant, die Flüssigkeitsbilanz wird schwach positiv und die Gewichtskurve horizontal (Tag 38—46).

  Summa: 0,2 ist die kleinste zur Erreichung und Erhaltung der Kompensation eben ausreichbare Menge des Präparats A, ist dessen Dosis efficiens minima für den vorliegenden Fall.

Periode IV. 1. Die Dosis 0,2 des spezifischen Präparats B genügt offenbar zur Erhaltung der Kompensation, das Gewicht bleibt gleich, die Flüssigkeitsbilanz ist in Ordnung; aber die sich entwickelnde Bradykardie läßt erkennen, daß die Dosis zu groß ist (Tag 46—52). In

    IV. 2. stellen sich bei B 0,15 alle Kriterien auf konstante Werte ein (Tag 53—59).

    IV. 3. Es ist aber fraglich, ob nicht eine noch kleinere Dosis B 0,1 auch noch ausreichen würde. Dies trifft nicht zu; Herzfrequenz und Körpergewicht steigen an, die Flüssigkeitsbilanz wird negativ (Tag 60—63).

  Summa: B 0,2 ist überdosiert, B 0,1 ist unterdosiert, 0,15 ist die Dosis efficiens minima von B für den vorliegenden Fall.

Periode   V.   Die Periode V ist Kontrollversuch für das Präpatat A. In Etappe

    V. 1. wird erst versucht, ob nicht auch mit A 0,15 (statt 0,2) die Kompensation zu erreichen und zu erhalten ist. 0,15 A genügt nicht (s. Kurve). Erst bei

    V. 2. A 0,2 stellt sich Kompensation ein und bleibt bestehen.

Es wurde die Dosis efficiens minima demnach 3 mal festgestellt und

2 mal für A als 0,2

1 mal für B als 0,15.

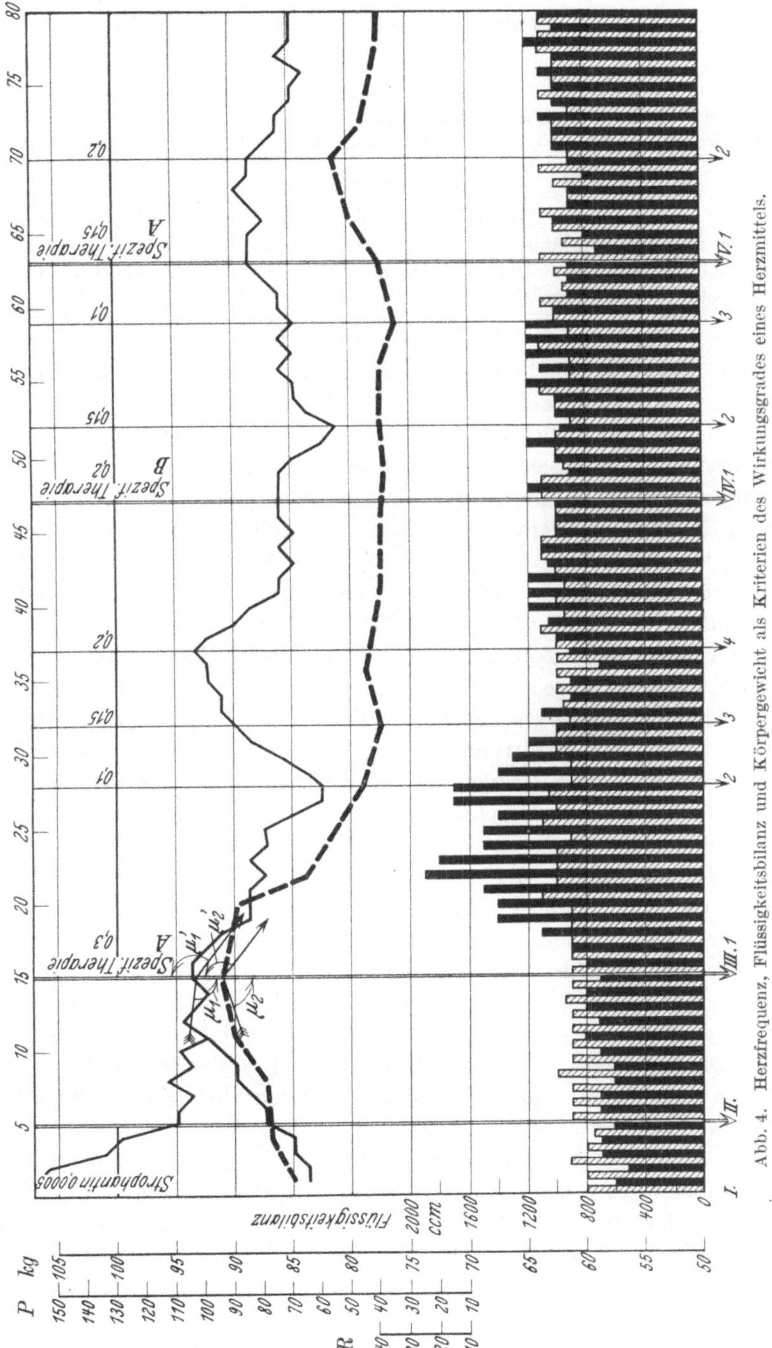

Abb. 4. Herzfrequenz, Flüssigkeitsbilanz und Körpergewicht als Kriterien des Wirkungsgrades eines Herzmittels.

Die quantitative Wirkung von A verhält sich zu B: $A : B = 0{,}2 : 0{,}15 \left(= \dfrac{13{,}3}{10} \right)$;
der Quotient entspräche BLEULERS relativer (offener) Wahrscheinlichkeit. Bei der quantitativen Untersuchung mehrerer Präparate mit Hilfe des gleichen Standardpräparats können die verschiedenen Präparate miteinander verglichen werden, wenn die gesamten relativen Wahrscheinlichkeitszahlen (Quotienten) auf den gleichen Nenner $\left(\text{s. oben } \dfrac{13{,}3}{10} \,!\right)$ gebracht werden.

In dem Beispiel der Abb. 4 sind aus demonstrativen Gründen die einzelnen Perioden und Etappen länger ausgedehnt, als es in der klinischen Praxis unbedingt nötig und tragbar wäre. Die Auffindung der Dosis efficiens minima gelingt für das einzelne Präparat meist in erheblich kürzerer Zeit.

2. Angina pectoris.

Das Charakteristische therapeutischer Untersuchungen über Angina pectoris ist das fast völlige Fehlen objektiver Symptome und die starke Abhängigkeit der subjektiven Kriterien, der anginösen Beschwerden, von psychischen Beschwerden. Deshalb ist gerade hier nichts notwendiger als die Ausschaltung jeder Suggestion. Die Unwissentlichkeit der Prüfungen muß geradezu pedantisch durchgehalten werden. Es ist notwendig, die verschiedenen zu prüfenden Präparate (inkl. Aqua dest.!) einander anzugleichen, sowohl in bezug auf Geschmack und Geruch (z. B. mit Hilfe Tinct. Chinae oder Tinct. Valer.) als auch in bezug auf das einzunehmende Volumen; Volumengleichheit kann leicht erreicht werden durch entsprechenden Wechsel der Konzentrationen von Lösungen. Die Verschiedenheiten von Farbe und Form fester Präparate können meist verdeckt werden durch Verabreichung in Cachets.

Bei schlagartigem Erfolg, bei raschem völligem oder fast völligem Schwinden anginöser Beschwerden ist die Beurteilung der Wirkung eines Herzmittels auch dann leicht, wenn nur subjektive Beschwerden zur Verfügung stehen. Bei nur zögernd einsetzender Besserung ist zur Beurteilung unentbehrlich eine tägliche Schätzung des Grades der anginösen Sensationen und eine tägliche graphische Darstellung der Beschwerden, die allerdings ergänzt werden muß durch einen genauen Kommentar in der Krankengeschichte. Eine solche graphische Registrierung hat sicher etwas Gewaltsames, ja Schematisches an sich, aber sie gewährleistet eine Zuverlässigkeit, die viel größer ist als wenn nach Wochen und Monaten aus schriftlichen Notizen allein eine Rekonstruktion des Krankheitsverlaufs gewonnen werden soll.

Der Modus procedendi wird hier zweckmäßigerweise etwas verschieden gewählt, je nach der Schwere der Erkrankung. In leichten Fällen werden die immer unentbehrlichen Vorbeobachtungszeiten ganz medikamentenfrei durchgehalten werden können; verschwinden die Schmerzen dann unter den meist ruhigen Lebensbedingungen des Krankenhauses spontan, so ist ein solcher Patient von vornherein ganz ungeeignet zur Prüfung eines Heilmittels; verschwinden die Beschwerden aber nicht spontan, so wird man nach 8—14 Vorbeobachtungstagen mit dem zu prüfenden Mittel einsetzen können.

In *schweren Fällen*, wo aus ärztlichen und menschlichen Gründen sofort ein Medikament gereicht werden muß, darf dieses erste Hilfsmittel natürlich nur ein in seiner Wirkung schon bewährtes Mittel sein, d. h. Nitroglycerin oder eines seiner Äquivalente; andernfalls würden wir ein unbekanntes Mittel in einer unbekannten Situation geben, was dasselbe wäre, wie wenn wir *eine* Gleichung mit *zwei* Unbekannten lösen wollten. Ist man sich über den Verlauf der Erkrankung bzw. der Anfälle unter Nitroglycerin dann erst klar geworden, so wird man je nach der Schwere des Zustandes versuchen, Nitroglycerin schrittweise durch das zu prüfende Mittel zu ersetzen.

Oder man gesteht — und das gilt besonders für sehr schwere Fälle — dem Kranken so viel Nitroglycerin zu, als er braucht, um seine Beklemmungen auf einer erträglichen Höhe zu halten, gibt nach einiger Zeit das fragliche Heilmittel dazu und beobachtet, ob unter seiner Einwirkung der tägliche Nitroglycerinbedarf zurückgeht.

Ich gebe in Abb. 5 ein Beispiel eines zur Prüfung eines sog. Herzhormons beobachteten und soweit wie möglich exakt verfolgten Falles. Die Beschwerden wurden täglich zahlenmäßig geschätzt und in einer von 0—5 reichenden Tabelle als Kolonnen verzeichnet.

Kommentar zu Abb. 5.

Die Patientin kam im Zustand schwerster Herzangst zur Aufnahme. Sie soll während der ganzen Beobachtungszeit täglich (nach Belieben) so viel Nitroglycerin erhalten, daß ihre Schmerzen wenigstens erträglich bleiben. Unter dem Einfluß großer Nitroglycerindosen ($^1/_2\%$) werden die Schmerzen in den nächsten Tagen erheblich erträglicher, verschwinden nicht ganz, halten sich aber vom 7. Tage ab auf weniger schwankender Höhe, auch nachdem vom 12. Tage ab Aqua dest. mit einem Geschmackskorrigens zur Gewährleistung der Unwissentlichkeit gegeben wurde. Die vorausgenommene Kontrolle mit Aqua dest. dauert vom 12.—22. Tag, *I. Periode:* Durchschnittlicher Schmerzgrad = 0,73, durchschnittliche Nitroglycerinmenge = 10,3 Tropfen täglich.

Vom 23.—35. Tag ab wird das mit dem gleichen Geschmackskorrigens ersetzte „Kreislaufhormon" L in der konstanten Menge von täglich 3 mal 20 Tropfen verabreicht, während die tägliche Nitroglycerinmenge weiter dem Bedarf des Kranken angepaßt wird. Letztere schwankte nur wenig während der ganzen Periode. Die Schmerzen setzen vom 25. bis zum 28. Tag ganz aus, schwellen dann aber wieder an. Durchschnittlicher Schmerzgrad in der *II. Periode:* = 0,65 täglich, durchschnittliche Nitrohlycerinmenge = 11,5 Tropfen täglich.

III. Periode vom 36.—47. Tag ist wieder Kontrollversuch mit Aqua dest. Durchschnittlicher Schmerzgrad = 0,63 täglich, durchschnittliche Nitroglycerinmenge 14,0 täglich. Die Schmerzen haben sich also im Durchschnitt ungefähr auf gleicher Höhe gehalten, die benötigte Nitroglycerinmenge ist aber deutlich gestiegen.

Am 48. Tag beginnt eine 13 tägige Periode IV, in der zum zweitenmal täglich 3 mal 20 Tropfen des Präparats L gegeben werden. Trotz Erfüllung des steigenden Nitroglycerinbedarfs sind auch die Schmerzen noch weiter gestiegen. Durchschnittlicher Schmerzgrad 0,83; durchschnittliche Nitroglycerinmenge = 17 Tropfen.

Aus den Perioden	II/I
1. (Absolute) Wahrscheinlichkeitszahl errechnet aus dem Grad der Schmerzen $$W = T - S = \frac{m - m'}{g}$$ [Gl. (V), S. 25)]	$$w_{\mathrm{II\ I}} = \frac{(5 - 0{,}63) - (5 - 0{,}73)}{5}$$ $$= \frac{4{,}37 - 4{,}27}{5}$$ $$= 0{,}016$$
2. (Relative) Wahrscheinlichkeit nach der Nitroglyzerinmenge $$W = \left(\frac{\mathfrak{T}}{\mathfrak{S}}\right)^{-1} = \frac{\mathfrak{S}}{\mathfrak{T}}$$ [Gl. (IX), S. 35]	$$w_{\mathrm{II/I}} = \frac{10{,}3}{11{,}5}$$ $$= \frac{9}{10}$$

Für den Schmerzgrad kann die absolute Wahrscheinlichkeitszahl der therapeutischen Wirkung beim Vergleich von je 2 Perioden errechnet werden, da für den Schmerz die „Zahl aller möglichen Fälle" = das Maximum des erreichbaren Schmerzes als 5 in der Versuchsanordnung vorausgesetzt ist (s. dazu S. 32). Der

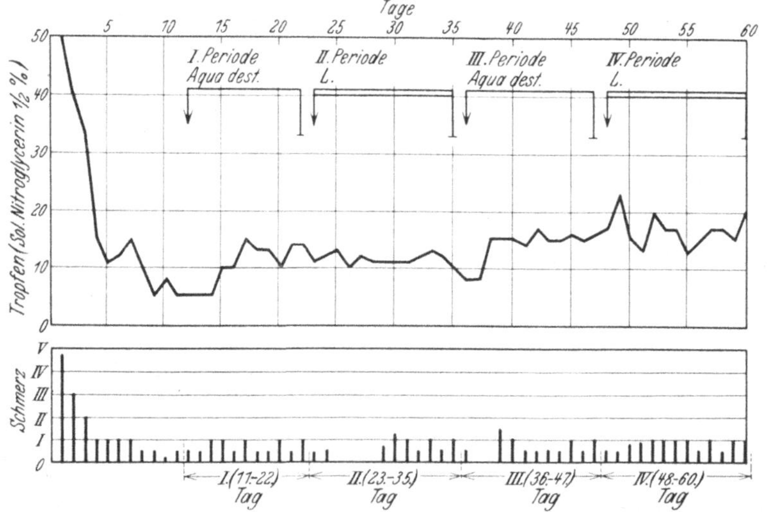

Abb. 5. Schmerzgrad und Nitroglycerinmenge als Kriterien bei Angina pectoris.

Vergleich der einzelnen Perioden auf Grund der benötigten Nitroglycerinmenge führt dagegen mangels Kenntnis der „Zahl aller möglichen Fälle" nur bis zu einer relativen Wahrscheinlichkeit.

Zur Gewinnung der absoluten Wahrscheinlichkeitszahlen aus dem Grad der Schmerzen = w und den relativen Wahrscheinlichkeiten (Quotienten) aus den benötigten Nitroglycerinmengen = $\mathfrak{w}$ stehen drei Vergleichsmöglichkeiten unter

II/III	IV/III	Gesamtwahrscheinlichkeit aus II/I + II/III + IV/III
$w_{\mathrm{II/III}} = \dfrac{(5-0{,}65)-(5-0{,}63)}{5}$ $= \dfrac{4{,}35-4{,}37}{5}$ $= -0{,}004$	$w_{\mathrm{IV/III}} = \dfrac{(5-0{,}85)-(5-0{,}63)}{5}$ $= \dfrac{4{,}15-4{,}37}{5}$ $= -0{,}044$	$w_{\mathrm{II/I}} = 0{,}016$ $w_{\mathrm{II/III}} = -0{,}004$ $w_{\mathrm{IV/III}} = -0{,}044$ $\overline{W} = -0{,}032 : 3 = -0{,}0107$
$\mathfrak{w}_{\mathrm{II/III}} = \dfrac{14}{11{,}5}$ $= \dfrac{12{,}1}{10}$	$\mathfrak{w}_{\mathrm{IV/III}} = \dfrac{14}{17}$ $= \dfrac{8{,}2}{10}$	$\mathfrak{w}_{\mathrm{II/I}} = \dfrac{9}{10}$ $\mathfrak{w}_{\mathrm{II/III}} = \dfrac{12{,}1}{10}$ $\mathfrak{w}_{\mathrm{IV/III}} = \dfrac{8{,}2}{10}$ $\mathfrak{W} = \dfrac{9+12{,}1+8{,}2}{10 \cdot 3} = \dfrac{9{,}76}{10}$

den Perioden I, II, III und IV zur Verfügung: II/I, II/III und IV/III. Für die Einordnung der kriteriellen Zahlen gilt die Regel (S. 33), daß, sofern ihr Wachstum eine ungünstige Richtung im Krankheitsverlauf anzeigt, die Zähler von S und T das Spiegelbild des Kriteriums, hier also die Differenz zwischen dem Maximum des möglichen Schmerzes („der Zahl aller möglichen Fälle") und dem tatsächlichen Schmerzgrad darstellen; da ersterer stets $= 5$, so gilt überdies Gl. (VI).

Aus den absoluten Wahrscheinlichkeitszahlen der Gleichungen II/I, II/III, und IV/III läßt sich ohne weiteres die gesamte durchschnittliche Wahrscheinlichkeitszahl errechnen $\overline{W} = 0{,}0107$. Aber auch dort, wo auf eine absolute Wahrscheinlichkeitszahl verzichtet werden muß, kann die durchschnittliche relative Wahrscheinlichkeit gewonnen werden, indem die Quotienten in Dezimalbrüche verwandelt werden $\mathfrak{W} = \dfrac{9{,}76}{10}$; $\mathfrak{W}$ bleibt schon zur Verhütung von Verwechslungen mit absoluten Wahrscheinlichkeitszahlen zweckmäßigerweise (ebenso wie die relativen Teilwahrscheinlichkeiten) als Quotient stehen. Da die absolute Wahrscheinlichkeitszahl ein negativer Wert ist und die relative Wahrscheinlichkeit <1, so spricht der vorliegende Fall jedenfalls nicht für eine positive therapeutische Wirkung des Kreislaufhormons L.

Es ist offensichtlich, daß aus den durchschnittlichen Wahrscheinlichkeiten einer beliebigen Anzahl von Fällen wieder der Durchschnitt gezogen werden kann. Erst dieses gestattet ein abschließendes Urteil, sofern die Anzahl der beobachteten Fälle groß genug ist.

Die bisher veröffentlichten Arbeiten über die Wirkung sog. Herz- und Kreislaufhormone bei Angina pectoris sind in ihrer großen Mehrzahl geradezu Schulbeispiele ungenügender therapeutischer Prüfungen. Ich habe nachstehend die mir bis zum Mai 1931 bekannt gewordenen Arbeiten zusammengestellt. Nur die allerwenigsten Autoren haben nach Ausweis dieser Literaturzusammenstellung ein genügend großes Material vor uns ausgebreitet. Eine unwissentliche Versuchsanordnung ist nur von zweien versucht, und nur ganz vereinzelt enthalten die Arbeiten Angaben darüber, ob der Verabreichung des zu prüfenden Mittels die ganz unentbehrliche Vorbeobachtungszeit vorangegangen ist und von wie langer Dauer sie war. Daß bei solchen „Versuchsanordnungen" über Mißerfolge so gut wie nichts berichtet wurde, kann nicht weiter wundernehmen.

Zusammenstellung der Veröffentlichungen über die Wirkung der sog. Herzhormone bei Angina pectoris.

+ ja bzw. positiv, — nein, bzw. negativ, · unbekannt.

Präparat	Literatur		Zahl der beobachteten Fälle	Vorbeobachtung Tage	Unwissentliche Beobachtung	Erfolge Fälle	Mißerfolge Fälle
Eutonon	Z.	Med. Welt **1929**, Nr 9	50	} ·			
	Z.	Med. Klin. **1930**, 695	14			+	—
	R.	Med. Klin. **1930**, 1483	1	2	—	+	·
	T.	Münch. med. Wschr. **1931**, 475	2	8	—	+	+
	S.	Wien. klin. Wschr. **1931**, 39	6	—	+	5	1
	S.	Münch. med. Wschr. **1931**, 853	32	—	—	29	3
	P.	Dtsch. med. Wschr. **1931**, 756	6	teilweise längere Zeit	+	5	1
Lacarnol	F.	Med. Klin. **1929**, 330	14	teilweise längere Zeit	—	+	
	F.	Med. Klin. **1930**, 48	2	·	—	+	
	G.	Münch. med. Wschr. **1930**, 1514		+	—	+	
	F.	Ärztl. Rdsch. **1931**, Nr 1	7	—	—	+	
	S.	Münch. med. Wschr. **1931**, 39	45	teilweise sehr lange	—	39	6
	P.	Ther. Gegenw. **1930**, 457	8	—	+	+?	
	H.	Fortschr. Ther. **1931**, 446		·	—	+	
	L.	Klin. Wschr. **1931**, 33	8	—	—	+	·
	B.	Dtsch. med. Wschr. **1931**, 188	5	—	—	4	1
Myoston	M. S. Sch.	Münch. med. Wschr. **1930**, 758	3	2	—	+	
	J. S. Sch.	Münch. med. Wschr. **1930**, 759	73	—	—	71	2
	B. u. T.	Münch. med. Wschr. **1930**, 1314	9	—	—	9	—
	S.	Wien. klin. Wschr. **1931**, 39	10	—	+	—	10
	K.	Münch. med. Wschr. **1931**, 473	70	—	—	70	—
	Schw.	Münch. med. Wschr. **1930**, 2224	150	teilweise längere Zeit	—	144	6
	Schw.	Münch. med. Wschr. **1929**, 1798	7	teilweise längere Zeit	—	6	1
Kallikrein	L.	Münch. med. Wschr. **1930**, 1524	·	·	—	2	
	S.	Wien. klin. Wschr. **1931**, 39	32	·	—	—	30?
	P.	Ther. Gegenw. **1930**, 547	8	·	+	—	
	D.	Ther. Gegenw. **1931**, 888	1	längere Zeit	·	+	—

3. Hypertonie.

Die für die Beurteilung über Erfolg oder Mißerfolg zur Verfügung stehenden *Kriterien* werden verschieden sein nach der Ursache des Hochdrucks; das Verhalten des Blutdrucks allein wird in vielen Fällen kein ausreichendes Kriterium, noch weniger ausreichendes Ziel der Behandlung sein. Die Senkung des Blutdrucks auf normale Werte wird ja nicht einmal in allen Fällen von Hochdruck wünschenswert sein; unsere Erörterung umfaßt also von vornherein nur die Fälle, in denen die klinische Indikation für eine Blutdruckherabsetzung gegeben ist. Neben der Blutdrucksenkung werden es, je nachdem, ob die Grunderkrankung mehr den Organismus und die Funktionen des Kreislaufs oder der Nieren gestört hat, mehr die diagnostischen Symptome einer Herzerkrankung oder mehr die einer Nierenstörung oder -insuffizienz sein, die Einblicke in den klinischen Verlauf geben. Von sehr beachtenswerter Bedeutung sind dazu die subjektiven Symptome, die gesamten vielgestaltigen Beschwerden der Hypertoniker, besonders Kopfschmerzen, Schwindel usw.

In noch stärkerem Grade variiert die Vergleichsgrundlage der Beobachtung, wechselt die *„Gleichheit der Lebensbedingungen"* während *Vorbeobachtung* und spezifischer therapeutischer Behandlung mit der Art der Grunderkrankung. Steht eine Herzinsuffizienz im Hintergrund, so wird sich die Gleichmäßigkeit der Lebensbedingungen nicht viel von den Voraussetzungen unterscheiden, wie wir sie als notwendig für die Prüfung von dynamischen Herzmitteln kennengelernt haben. Ist die Hypertonie sekundär, Folge einer chronischen Nephritis bzw. sekundären Nephrosklerose, so werden die Vergleichsgrundlagen mit denen der chronischen Nephritis identisch sein. Am einfachsten liegen die Bedingungen bei unkomplizierten, primären (arteriosklerotischen) Hypertonien, aber nicht am leichtesten; das Gewicht liegt hier auf der Gleichmäßigkeit der seelischen Lage, auf der Fernhaltung von Erregungen, und das ist schon im Krankenhaus schwer zu garantieren und zu Hause erst recht problematisch.

Bei einer so eminent chronischen Erkrankung kann es andererseits nicht genügen, die Prüfung ihrer Heilmittel nur in Bettruhe vorzunehmen; diese ist ja nicht die Situation, in der der Kranke, dessen Grunderkrankung meist nicht beseitigt werden kann, weiterleben wird, sie ist weiterhin bei der großen Abhängigkeit des Blutdrucks von den Reizen der Umwelt und bei dem Schutz, den sie dem Kranken immerhin gewährt, selbst von so großem Einfluß auf den Blutdruck, daß schon aus diesem Grund die Untersuchung ergänzt werden muß durch eine Beobachtung in einer Zeitspanne, in der der Kranke außer Bett ist, ja seine Tätigkeit, soweit es möglich ist, seiner Berufsarbeit angleicht.

Ein Medikament kann auf eine blutdrucksenkende Wirkung in mehreren Richtungen geprüft werden: ob ihm eine blutdrucksenkende Wirkung überhaupt zukommt, in welchem Grade es eine solche Wirkung besitzt und schließlich bei welchen Formen des Hochdrucks dies der Fall ist. Die dritte Frage erledigt sich schon durch die Ordnung der untersuchten Fälle. (Die zweite Frage kann natürlich nicht in absoluten Worten beantwortet werden, ich werde auf sie zurückkommen.)

Ob einem Medikament eine blutdrucksenkende Wirkung überhaupt zukommt, kann am einzelnen Kranken nur dann mit Sicherheit festgestellt werden, wenn ein spontanes Sinken des Blutdrucks ausgeschlossen ist. Mit dem Medikament darf demnach erst dann eingesetzt werden, wenn die fortlaufende (tägliche) Beobachtung erwiesen hat, daß eine spontane Senkung entweder überhaupt nicht zustande kommt oder daß ein spontanes Absinken bereits zum Stillstand gekommen ist. In die Kurvensprache übersetzt heißt das, daß die Kurve der täglichen Blutdruckwerte einen konstanten (horizontalen) Verlauf angenommen haben muß. Es müßte schon ein sehr prompt wirkendes Mittel sein, das, während eines nur kontinuierlichen Absinkens der Kurve gegeben, durch eine deutliche Beschleunigung der Blutdrucksenkung eine Diskontinuität (einen Knick) der Kurve bewirken würde. Eine technische Schwierigkeit liegt auch in der zeitlichen Dauer der Spontansenkung; falls eine solche überhaupt eintritt, entwickelt sie sich oft so rasch, daß eine Kurve, wenn erst ihr kontinuierlicher Verlauf festgestellt ist, dann meist auch schon konstant geworden ist.

Bei einer solchen Versuchsanordnung, die in jedem Fall das Konstantwerden der Blutdruckkurve abwarten muß, wird dann allerdings die Möglichkeit außer Acht gelassen, daß ein Präparat zwar nicht imstande sein kann, eine über die schließliche Spontansenkung hinausgehende Senkung zu erzwingen, daß es aber trotzdem vielleicht fähig gewesen wäre, den Blutdruck rascher zu senken, als es ohne Therapie spontan der Fall war. Man wird nicht behaupten können, daß eine solche Fähigkeit ein wesentliches klinisches Interesse haben wird, es sei denn, daß die Beschleunigung der Senkung gegenüber der Spontansenkung sehr erheblich ist; dann aber würde auch der obige Fall vorliegen, daß unter der medikamentösen Wirkung eine bis dahin kontinuierliche Kurve eine manifeste Diskontinuität erleiden würde. Bis jetzt ist ein solches Mittel jedenfalls noch nicht nachgewiesen.

Daß die *unwissentliche Versuchsanordnung* auch hier überall dort in ihre Rechte treten muß, wo subjektive Symptome der Kritik unterliegen, ist eine selbstverständliche Notwendigkeit. Die gleichzeitige Beobachtung subjektiver Symptome — Schwindel, Kopfdruck usw. — wird bei ihrem häufigen Vorkommen bei den verschiedenen Hypertonieformen sehr häufig angebracht sein. Ebenso wird ein Mittel, von dem vermutet wird, daß es eine blutdrucksenkende Wirkung besitzt, oft auch unser Interesse in bezug auf N-Retentionen im Blut und andere Blutveränderungen beanspruchen.

Die Kontrolle einer Substanz auf die Fähigkeit einer Blutdrucksenkung gehört dank der Eindeutigkeit und der leichten Ausführbarkeit der Blutdruckmessung zu den einfachsten therapeutischen Untersuchungen. Daß es trotzdem immer wieder vorkommen kann, daß eine Substanz als blutdrucksenkend angepriesen wird, um schon nach einigen Monaten oder Jahren als ganz unwirksam entlarvt zu werden, das gehört zu den klarsten Beweisen für den fast allgemeinen Tiefstand therapeutischer Untersuchungen. Ich füge in Abb. 6 die Kurvenschar an, die gewonnen wurde bei unserer Untersuchung eines der in den letzten Jahren am meisten als blutdrucksenkend gebrauchten Medikamente; ihr Durchschnittswert läßt schon der gewöhnlichen kritischen Betrachtung keinen Zweifel an der völligen Unwirksamkeit des Mittels.

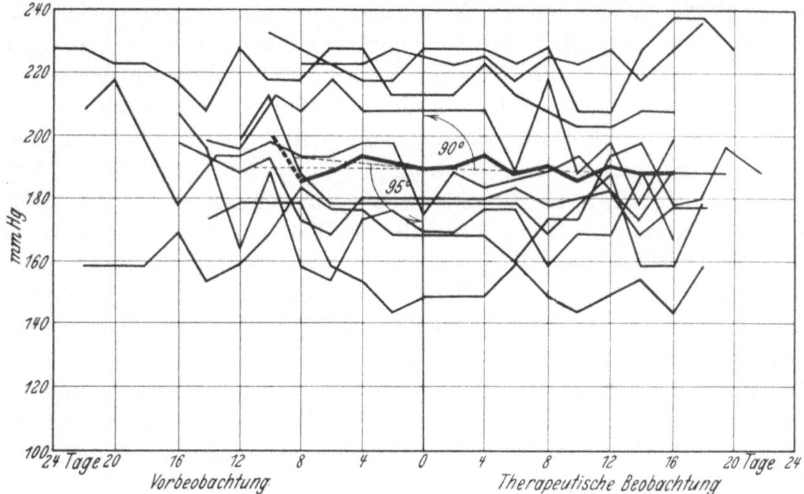

Abb. 6. Prüfung des Präparates P an Hypertonien ohne nachweisbare Nierenbeteiligung.

Die Neigung der durchschnittlichen Kurve während der Vorbeobachtung ist $\mu = 95°$. Während der therapeutischen Beobachtung verläuft die Durchschnittskurve horizontal, $\mu' = 90°$. Die Kritik eines solchen Ergebnisses mit Hilfe der Wahrscheinlichkeitsrechnung erübrigt sich schon deshalb, weil eine positive Wahrscheinlichkeit offensichtlich ausgeschlossen ist. Ich führe die Wahrscheinlichkeitsrechnung trotzdem als Beispiel durch; nach Gleichung (V) (S. 25) wäre

$$w = T - S = \frac{\mu' - \mu}{180} = \frac{90 - 95}{180} = -0,027 \, .$$

Das negative Resultat könnte zum Schluß führen, das Mittel habe sogar einen nachteiligen Einfluß auf die Erkrankung gehabt. Ein solcher Schluß wäre aber schon deshalb nicht zulässig, weil die Zahl der Fälle nicht groß genug ist, um aus so kleinen negativen Werten so weittragende Folgerungen zu ziehen.

4. Die Nephritiden.

Zur Beurteilung des Verlaufs und des Zustands der Nierenentzündungen besitzen wir eine Reihe von *Kriterien,* die verhältnismäßig gute
Einblicke in Verlauf und Zustand des Leidens gestatten: Der Gehalt
des Harns an Eiweiß und organisierten Bestandteilen, die Konzentra-
tions- und Verdünnungsfähigkeit der Nieren, die Zurückhaltung von
Wasser, Kochsalz, N-Endprodukten und Phenolen im Blut und das
Verhalten des Blutdrucks. Insofern gehörte die Nierenentzündung zu
den Erkrankungen, bei denen die Beeinflussung der pathologischen Vorgänge verhältnismäßig leicht übersehbar sein sollte. Dem steht jedoch
hindernd gegenüber, daß die Nierenentzündungen ausgesprochen träge
Prozesse sind und daß die Nierenerkrankungen in ganz besonderer
Weise individuell verlaufende Krankheiten sind, außerordentlich schwer
übersehbar und voraussehbar in ihrer jeweiligen Entwicklung. Ihre
Beurteilung ist daher nur möglich mit Hilfe der individuellen Vorbeobachtung und der Beobachtung des Verlaufs im einzelnen Fall.
Eine Beobachtung nach Krankheitsdauer und Ausgang kommt nur in
Betracht bei epidemischem Auftreten der Erkrankung, wie es z. B. bei
der Kriegsnephritis der Fall war.

Dazu kommt, daß die Nierenentzündung zwar keineswegs eine
seltene Erkrankung ist, daß aber in die für die Beobachtung ihrer
Behandlungsmethoden allein zuständigen Stellen, d. h. in die Krankenhäuser, nur der geringere Teil zu den frühen Zeiten der Erkrankung ein-
geliefert wird, in denen am ehesten noch eine Beeinflußbarkeit des
Prozesses erhofft werden könnte. So mag es kommen, daß der über-
reichen sonstigen literarischen Produktion über Nierenkrankheiten der
drei letzten Jahrzehnte eine geradezu ärmliche Bearbeitung der Nierentherapie gegenübersteht; die therapeutische Nierenliteratur beträgt noch
nicht den 20. Teil der gleichzeitigen klinisch-diagnostischen Literatur
über Nephritis.

Die obengenannten Kriterien wechseln je nach Art, Grad und Stadium der Nierenerkrankung sehr in ihrer Bedeutung, in ihrem Vorkommen und dementsprechend auch in ihrer Kontrollmöglichkeit. Bei
einer akuten wie bei einer chronischen Nephritis werden fast alle Kriterien prüfend zu verfolgen sein. Während aber bei einer akuten Form
für die Verfolgung des Krankheitsverlaufs meist der Urinbefund die
wichtigsten Anhaltspunkte liefern wird, sind für die Beurteilung der
Entwicklung einer chronischen Nephritis die Alterationen des Bluts
und des Blutkreislaufs btzw. des Bludrucks von größerer, oft von
alleiniger Bedeutung.

Auf die Kriterien der Nephritiden trifft in besonderem Maße zu,
daß die *Güte des Kriteriums* sowohl abhängt von der Fehlerbreite, der
Eindeutigkeit und Bedeutsamkeit der in Frage stehenden Untersuchungs-

methode als auch davon, wie häufig anwendbar eine Methode ist (S. 7 ff.).
Die besonders mit den blutigen Methoden verknüpften Unannehmlichkeiten werden leicht der Anlaß, daß eine solche Methode seltener in
größeren Abständen angewendet wird, als es sachlich angebracht wäre;
wenn dann trotzdem nach ungenügenden Untersuchungen in der Vor-
beobachtungs- oder in der Prüfungsperiode Schlüsse auf Art und Ursache des Verlaufs gezogen werden, so können die Schwierigkeiten, die

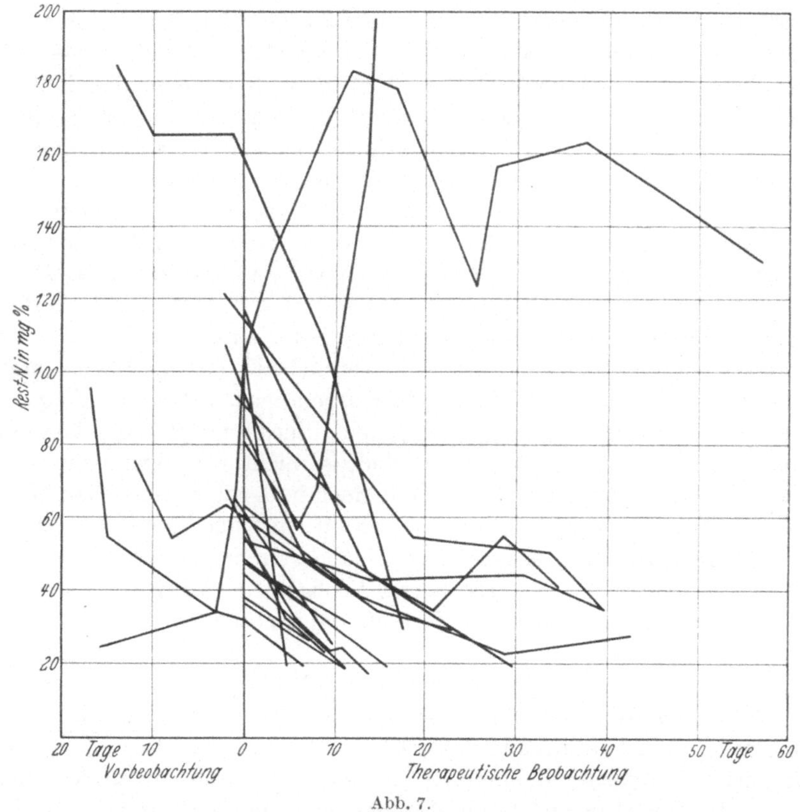

Abb. 7.

sich einer genauen Methodik entgegengestellt haben, natürlich keine
Entschuldigung für die Vernachlässigung der Methodik sein.

Abb. 7 zeigt eine Kurvenschar, die ich aus einer im letzten Jahr erschienenen Arbeit über ein „neues Mittel in der Nierentherapie"[1] zusammengestellt habe; das Mittel soll die Eigenschaft haben, den erhöhten Reststickstoff im Blut herabzusetzen. Als Kriterium wurde
neben der Kontrolle des Rest-N die Beeinflussung der subjektiven Be-

---

[1] R. u. S.: Klin. Wschr. **9**, 401 (1930).

schwerden herangezogen. Aus Abb. 1 ergibt sich erstens, daß großenteils nicht der Verlauf in Vorbeobachtungs- und Prüfungszeit miteinander verglichen wurde, sondern nur einmalige Analysen des Rest-N; zweitens, daß auch dort, wo mehrere Analysen während der einzelnen Perioden vorgenommen wurden, nicht das Zustandekommen kontinuierlicher Kurven abgewartet wurde (teilweise fehlen dabei die Daten der Analysen, so daß zeitliche Kurven gar nicht nachkonstruiert werden konnten); drittens: eine unwissentliche Versuchsanordnung fehlt durchaus, die Verfasser erwähnen sie jedenfalls nicht, betonen sogar ausdrücklich, „kommt alle Wochen um das Präparat" und anderwärts „lobt den Erfolg der Kapseln". Dabei kann keine Rede sein, daß hier ein Beispiel für eine besonders ungenügende Versuchsanordnung zitiert würde, im Gegenteil, die Verfasser haben mit größerer Gründlichkeit gearbeitet als die übergroße Mehrzahl der therapeutischen Autoren. Ich habe das in dieser Arbeit empfohlene Präparat nur in einem Falle angewandt, und meine Kritik der Methodik soll auch nichts über den Wert des Präparats aussagen, sondern nur etwas über die Beweiskraft seiner Untersuchungen.

Am einzelnen Fall können die Kurven der einzelnen Kriterien unschwer gewonnen und untereinander verglichen werden. Ebenso steht es mit dem Durchschnitt aus einer Kurvenschar. Aber der Vergleich gibt noch kein Werturteil, und ein gegenseitiges quantitatives Abwägen von Kriterien, die einander fremd sind, ist nicht von vornherein möglich. Verlaufen die Kriterien alle oder doch in der überwiegenden Mehrzahl in der gleichen Richtung, so ist die Aufgabe immerhin lösbar. Sobald aber wichtige Kriterien auseinanderstreben, wird die Lösung höchst unsicher. Nur bei sehr langer Beobachtung wird sich die wirkliche Richtung des klinischen Verlaufs dann erkennen lassen.

5. Basedowsche Krankheit.

Bei einem so chronischen und individuellen Charakter, wie er der Basedowschen Erkrankung eigen ist, steht dem Arzt, besonders dem, der sich mit interner Behandlung begnügen muß, nur die *Beobachtung nach dem Krankheitsverlauf* zur Verfügung. Eine Beurteilung von Heilungsergebnissen nach Dauer und Ausgang würde zur Ausschaltung aller Fehlerquellen ein Krankenmaterial von einer Größe voraussetzen, wie es praktisch kaum vorkommen wird.

Als wertvollstes *Kriterium* besitzen wir hier den Ruhe-Nüchternumsatz, den sog. Grundumsatz. Er kann zwar nicht den Rang eines absoluten Gradmessers der einzelnen Erkrankung beanspruchen, aber bei guter Methodik ist er ein guter relativer Indicator für die Entwicklung des einzelnen Falles. Dazu kommen der Verlauf der Körpergewichtskurve, der Herzfrequenz, des weißen Blutbilds, der objektiven nervösen Basedow-Symptome und schließlich des subjektiven Befindens. Die Kriterien und besonders diejenigen, die nur in größeren Abständen kontrolliert werden können, müssen zeitlich so angesetzt werden, daß sie nach Möglichkeit zusammenfallen, und vor allem ist es nötig, daß sie am Schluß der Vorbeobachtung alle gehäuft geprüft werden. Für die spätere Gewinnung der Durchschnittskurve aus einer Kurvenschar ist es auch vorteilhaft, wenn *die Kontrollen in gleichmäßigen Intervallen* vorgenommen werden. Andernfalls sind bei Addition der einzelnen Kurven Interpolationen nötig, was nie ohne Ungenauigkeiten abgehen wird, wenn es auch das Gesamtergebnis nicht prinzipiell ändern kann. Insbesondere gilt auch dieser Rat wieder für die Kriterien, die nur in größeren Intervallen angewandt werden können.

Die *Dauer der Vorbeobachtung* muß mindestens so lang sein, daß die nächsten Wirkungen einer etwaigen gleichzeitigen Veränderung in Lebensführung oder Pflege (z. B. nach der Krankenhausaufnahme) sich ausgelaufen haben können. Bei ambulanter Untersuchung kommt dieser Faktor natürlich nicht im gleichen Sinne in Betracht, immerhin ist auch hier mit der Aufnahme einer intensiven ärztlichen, wenn auch ambulanten Behandlung meist eine Reihe von Veränderungen der Lebensführungen verknüpft, die ebenfalls ein Abwarten notwendig macht, ganz abgesehen von der immer gleichbleibenden Notwendigkeit der Vorbeobachtung und von der prinzipiellen Problematik einer therapeutischen Beobachtung außerhalb des Krankenhauses. Daß die einmalige Feststellung irgendeines Kriteriums völlig zwecklos und ungenügend ist für ein Urteil über den Verlauf, ist nach den früheren allgemeinen Auseinandersetzungen selbstverständlich. Weniger offensichtlich ist die Antwort auf die Frage, ob die Verlaufskurve der Vorbeobachtung eine *konstante* sein soll oder gar sein muß, *oder* ob eine nur *kontinuierliche Verlaufskurve* genügt. In ganz schweren Fällen wird die Konstanz der Kurve sich schon aus dem Ausbleiben jeder Besserung ergeben, hier wird die Konstanz also gar nicht zu vermeiden sein. In anderen Fällen, wo die Kriterien einer, wenn auch langsamen Besserung zustreben, ist es nicht angängig, das Konstantwerden des Verlaufs abzuwarten; es würde nicht nur viel zu lange dauern, sondern bei der Tendenz zur allmählichen Heilung bei Ruhe, die der großen Mehrheit der Basedowfälle eigen ist, würde man sehr häufig solange warten, bis die Krankheitssymptome so weit abgeklungen wären, daß die Kriterien auch bei positiver Heilwirkung eines Mittels keinen Ausschlag mehr anzeigen könnten. Damit wäre natürlich jeder therapeutischen Beobachtung der Boden entzogen. Tatsächlich genügt auch die Kontinuität des Verlaufs als Basis der zu vergleichenden Beobachtung. Allerdings müssen die Kriterien so häufig kontrolliert werden, daß die unvermeidbaren Fehlerquellen und Ungenauigkeiten, die gerade den Bestimmungen des Grundumsatzes anhängen, einigermaßen ausgeglichen werden.

Schwankt die Dauer der Vorbeobachtung bei den einzelnen Fällen einer Untersuchungsreihe in sehr weiten Grenzen, so ergeben sich die S. 31 auseinandergesetzten Schwierigkeiten bei der Gewinnung der Kurve des durchschnittlichen (mittleren) Verlaufs. Abb. 8[1] demon-

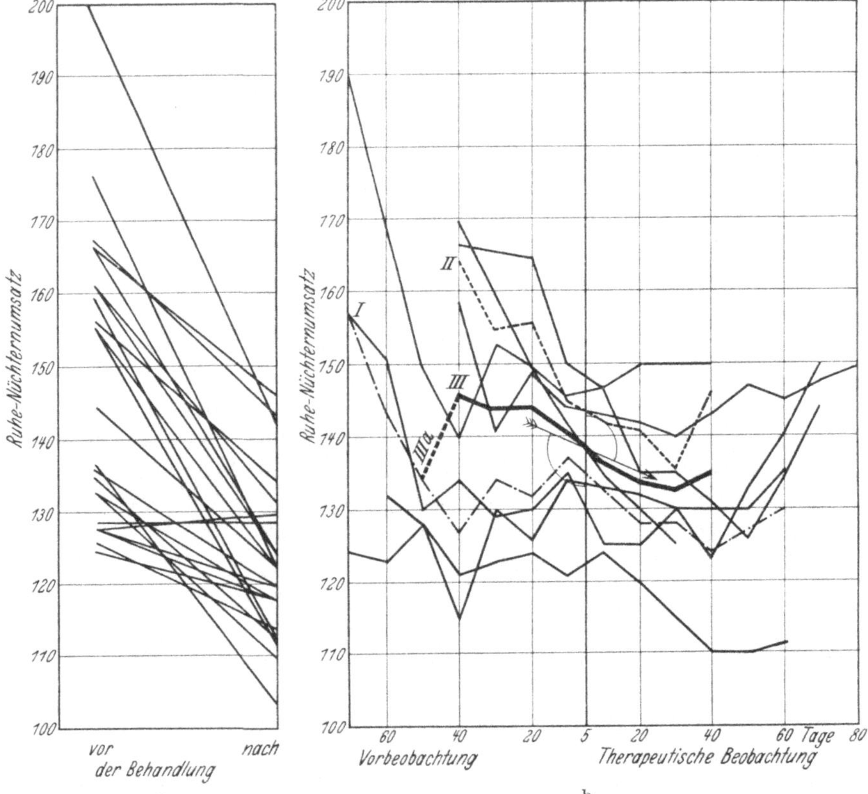

Abb. 8a und b.   Der Grundumsatz als Kriterium einer Basedowbehandlung.

striert dies: die neu hinzukommenden Kurven kürzerer Vorbeobachtung (ab 30 Tage *vor* Einsatz der Therapie) mit der Durchschnitts-

---

[1] Es ist selbstverständlich, daß die hier als Demonstrationsmaterial gebrachten Kurvenscharen durch die geringe Zahl der Fälle, auf denen sie sich aufbauen, völlig außerstande sind, schon klinisch ausgewertet zu werden. Schon die Stärke der Schwankungen, von denen auch die Durchschnittskurven beherrscht werden, zeigt an, daß mangels genügender Unterlagen noch kein Ausgleich der Zufallsstreuung zustande kommen konnte. Bei einer so großen Zahl von Fällen, wie sie auch für einen generalisierenden induktiven Beweis nicht nötig ist, müßte die Durchschnittskurve eine Gerade werden.

kurve II (.........), die der im Abklingen befindlichen Durchschnittskurve I (· — · — ·) die hohen Erstlingswerte noch gänzlich unbehandelter
Basedowerkrankungen zuführen, müssen notwendigerweise eine große
Diskontinuität der Gesamtkurve erzeugen — auch dann, wenn (was im
vorliegenden Beispiel wegen der noch ungenügenden Anzahl der Fälle
noch nicht zutrifft) die durchschnittliche Kurve der schon länger beobachteten Fälle schon kontinuierlich geworden wäre. Aus diesem Grunde
ist es erstrebenswert, daß die Vorbeobachtungszeiten gleich lang gehalten werden. In den meisten Fällen wird nach 20—30 tägiger Vorbeobachtung[1] mit ca. vier 4 Grundumsatzbestimmungen eine genügende
Kontinuität des Verlaufs erreicht sein. Trifft dies bei einer Anzahl der
untersuchten Fälle nicht zu, so daß zwei oder mehrere Gruppen verschiedener Vorbeobachtungszeit existieren, wie es z. B. in Abb. 8 der
Fall ist, so sind zwei Wege möglich, um trotzdem einen Durchschnittswert, eine gemeinsame Resultante sämtlicher Einzelergebnisse zu erhalten:

· Falls Gruppen (Teilmassen) gleich langer Vorbeobachtungszeit zusammengefaßt werden können, Gruppen, die groß genug sind, daß aus
ihnen Durchschnittswerte gewonnen werden können, so errechnet man
erst die Teilwahrscheinlichkeitszahlen dieser durchschnittlichen Werte
und bildet dann aus ihnen die gemeinsame Wahrscheinlichkeitszahl
unter selbstverständlicher Berücksichtigung der Zahl der Gesamtfälle
und der zahlenmäßigen Verteilung der Fälle auf die Gruppen.

In Abb. 9 ist die Kurve I die Durchschnittskurve der 4 Fälle (aus
Abb. 8 b) mit einer Vorbeobachtung von 60 Tagen. Sie hat nach Glei-
chung (IV) (s. S. 25) die Wahrscheinlichkeitszahl $W_{\mathrm{I}} = \dfrac{111 - 80}{180} = 0{,}172$.
Kurve II war die Durchschnittskurve der 3 Fälle mit einer Vorbeob-
achtung von 30 Tagen; ihre Wahrscheinlichkeit ist $W_{\mathrm{II}} = \dfrac{104 - 143}{180}$
$= -0{,}216$. Die gemeinsame (totale) Wahrscheinlichkeit aus den ge-
samten 7 Fällen ist danach[2]

$$W_{\mathrm{tot}} = \frac{W_{\mathrm{I}} \cdot 4 + W_{\mathrm{II}} \cdot 3}{7} = \frac{0{,}688 - 0{,}648}{7} = 0{,}0057\,.$$

Dieser Modus hat den Vorteil, theoretisch einwandfrei zu sein, er
hat den Nachteil, daß das gemeinsame Endresultat nur zahlenmäßig
ausdrückbar ist, aber nicht bildlich-kurvenmäßig; da außerdem die der

---

[1] In diesen Zeiten können und müssen wohl symptomatische Mittel angewandt
werden, wenn sie nur während der spezifischen therapeutischen Beobachtung in
gleicher Weise weitergegeben werden. Der Verzicht auf spezifisch wirkende Mittel
ist klinisch schon deshalb gerechtfertigt, weil wir mit Ausnahme der nicht immer
indizierten Röntgenbehandlung und der operativen Behandlung kein einigermaßen
sicher wirkendes spezifisches Mittel besitzen.

[2] Siehe dazu auch S. 20 „gewogenes" arithmetisches Mittel.

Wahrscheinlichkeitsrechnung zugrunde liegenden Winkel der partiellen Durchschnittskurven in gewissen Grenzen geschätzt werden müssen und sich diese selbstverständlich mit Fehlerquellen behaftete Schätzung bei jeder der partiellen Wahrscheinlichkeitszahlen (zwei oder gar mehrere Male) wiederholt, so wiederholt sich ebensooft auch die Fehlerquelle, was wiederum ein Nachteil ist.

Der zweite Weg verzichtet auf die Teile der Fälle längerer Vorbeobachtung, die vor dem Beginn der kürzeren Vorbeobachtungen liegen, und errechnet dann die gemeinsame Durchschnittskurve aus den gesamten Fällen, soweit sie sämtlich beobachtet sind. In Abb. 8 beginnt die gemeinsame Mittelkurve bei III (40 Tage Vorbeobachtung). Dabei werden allerdings die Fälle längerer Vorbeobachtung nicht in ihrer Totalität gewürdigt. Da aber die ersten Teile der Vorbeobachtungszeiten an sich die weniger ausschlaggebenden sind, weil in ihnen sich erfahrungsgemäß spontan schon

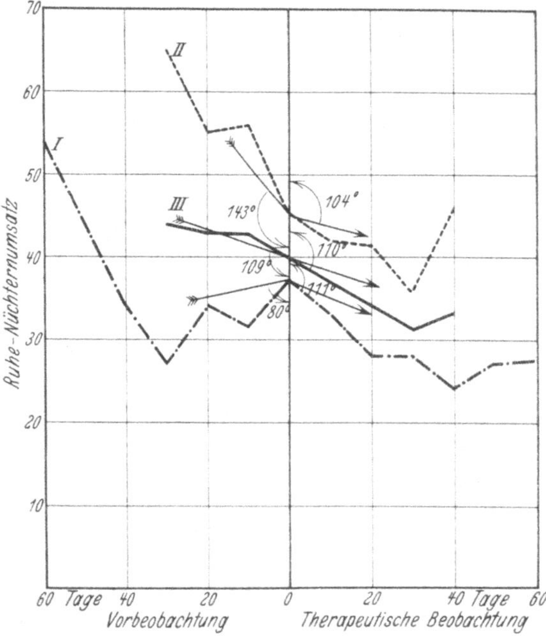

Abb. 9. Der Grundumsatz als Kriterium einer Basedow-behandlung.

besonders große Schwankungen abspielen, so ist diese Einbuße höchstens von einer geringen quantitativen, niemals aber von einer prinzipiellen Bedeutung. Daß auf diesem Wege überhaupt eine gemeinsame Kurve erhalten wird (und nicht nur eine gemeinsame Wahrscheinlichkeitszahl) und daß die obenerwähnte Schätzung nur einmal vorgenommen werden muß, ist ohne Zweifel ein Vorteil.

Die (gemeinsame) Wahrscheinlichkeitszahl nach diesem zweiten Weg bzw. aus der Mittelkurve III Abb. 9 berechnet, ergäbe

$$W_{\mathrm{tot}} = \frac{110 - 109}{180} = 0,0055,$$

also einen sehr kleinen positiven Wert, der mit dem auf dem ersten Wege gewonnenen $W_{\mathrm{tot}} = 0,0057$ gut übereinstimmt (was aber ange sichts der zu kleinen Anzahl der Fälle nichts besagt, sondern als Zufall zu werten ist[1]).

Die vorangehenden Ausführungen beziehen sich in erster Linie auf die Grundumsatzerhöhung als Indicator der BASEDOWschen Erkrankung. Mutatis mutandis gelten sie aber darüber hinaus nicht nur auch für die anderen meßbaren Symptome dieser Erkrankung, sondern sie besitzen *allgemeine Gültigkeit für alle therapeutischen Untersuchungen*, bei denen die Probleme ähnlich gelagert sind.

Die tiefgreifende Abhängigkeit des Basedowkranken von Affekten verlangt eine *unwissentliche Versuchsanordnung*. Deren radikale Durchführung wird oft unmöglich sein. Dann muß wenigstens alles vermieden werden, was die Aufmerksamkeit des Kranken auf die therapeutischen Interessen des Untersuchers hinlenken könnte.

Gleichviel, ob sie das Ergebnis operativer Therapie oder Röntgenbestrahlung, von Jod oder Ergotamin oder von anderen Mitteln untersuchten, alle therapeutischen Veröffentlichungen über Basedow haben eine oder mehrere der Voraussetzungen und der Gesetze therapeutischer Forschung oder Publikation vernachlässigt. Entweder sie geben überhaupt keine Deklarierung ihres Beweismaterials, oder es fehlt an der Vorbeobachtung, oder an den Kriterien, oder an der unwissentlichen Versuchsanordnung, oder an der notwendigen Anzahl der Fälle. Der letzte Mangel vorenthält zwar einer Arbeit die Kraft des Beweises, raubt ihr aber nicht deren Wert als Baumaterial für einen späteren komplexen Beweis — immer vorausgesetzt, daß die übrigen Bedingungen erfüllt und daß die Resultate klar veröffentlicht worden sind[2].

Die Abb. 8 bringt aus einer besonders bekannt gewordenen Arbeit[3] einen von uns nachkonstruierten Kurvenverlauf; es ist unmöglich, aus dieser Arbeit irgend etwas über die zeitlichen Verhältnisse vor und nach der therapeutischen Verabreichung zu erfahren, so daß auch unsere kurvenmäßige Darstellung, die sich auf die Angaben der Arbeit aufbaut, nichts darüber aussagen kann. Vorbeobachtungen fehlen entweder völlig, oder sie sind unvollständig. Von unwissentlicher Beobachtung ist erst recht keine Rede. Mitursachen sind nicht genügend ausgeschaltet.

Eine solche Arbeit, die ihre Unterlagen nicht deklariert, ist wertlos als Beweismaterial und ist erst recht nicht imstande, selbst einen Beweis zu führen. Die Abb. 8b und 9 stellen einen Teil der Fälle dar, die an meiner Abteilung mit der gleichen Methode behandelt und dabei

---

[1] Nach den Erörterungen S. 32 sind diese Wahrscheinlichkeitszahlen keine im strengen Sinne absoluten Werte; sehr klein sind sie aber in jedem Fall bzw. bei jedem in Betracht kommenden Maßstab. Der Modus der direkten Errechnung der relativen Wahrscheinlichkeit ergibt sich ebenfalls aus den Ausführungen S. 34.

[2] Ein Beispiel dafür ist die exakte, aber nur auf 3 Fällen aufgebaute Arbeit von PLATT: Klin. Wschr. **9**, 258.

[3] ZA. u. F.: Münch. med. Wschr. **1929**, 146.

kritisch beobachtet wurden. Sie sind an Zahl nicht genügend zu einem
Beweis in irgendeiner Richtung; sie genügen aber, um zu zeigen, wie
eine unzureichende klinische Beobachtung schon durch die Notwendigkeit der Vorbeobachtung, aber auch durch die Verfolgung des Krankheitsverlaufs zu grundsätzlich anderen Kurvenbildern gelangen wird
als die Beobachtungen, deren wichtigster Teil in Abb. 8a niedergelegt ist.

6. Chronische Gelenkerkrankungen und Neuralgien.

Für die therapeutische Beeinflussung der sog. rheumatischen Erkrankungen sind von größter Bedeutung alle Faktoren, die Witterungs-
und Kälteeinflüsse ausschalten. Bei Eintritt in den geordneten Betrieb
und in die Pflege eines Krankenhauses werden solche Einflüsse viel
besser vermieden werden können, als es während des vorhergehenden
häuslichen Aufenthalts des Kranken der Fall war: Der Kranke kommt
in gleichmäßig geheizte Räume, wäscht sich mit warmem Wasser, hat
Bettruhe usw. Auch etwaige schädliche Lebensgewohnheiten wie Alko-
hol und unzweckmäßige Ernährung fallen weg.

Der Wechsel des Milieus ist also beim Krankenhauseintritt des
Gelenkkranken schon für sich allein ein therapeutisch schwerwiegender
Faktor. Nach dem Prinzip, daß in *einer* Periode immer nur *ein* therapeutischer Faktor der Prüfung unterzogen werden kann, muß erst die
Wirkung des Milieuwechsels abgewartet werden, ehe ein weiterer Faktor
zur Prüfung eingeschaltet werden darf. *Diese Vorbeobachtungszeit* wird
je nach der Chronizität der Erkrankung mehrere Wochen in Anspruch
nehmen. Sie wird um so kürzer sein können, je unbedeutender die
therapeutischen Fortschritte sind, die durch die Pflege des Krankenhauses allein erzielt werden; je rascher die ohne spezifische Behandlung
zu erzielenden Fortschritte sind, um so länger wird sie dauern, sie wird
überhaupt nicht beendet werden dürfen, solange ein deutlicher Fortschritt bemerkbar ist, und die auf die Krankenhaus*pflege* allein (zum
Unterschied von der ärztlichen Behandlung im Krankenhaus) schon
günstig reagierenden Patienten werden überhaupt kein taugliches Ob-
jekt der therapeutischen Prüfung sein können.

Oft wird es erlaubt sein, sich während der Vorbeobachtung auf
symptomatische Mittel zu beschränken; das gilt besonders für die
chronischen Erkrankungen, z. B. die Arthropathien und chronische
Arthritiden, veraltete Neuralgien, entweder dann, wenn es überhaupt
keine spezifisch wirkende bewährte Behandlung gibt, oder wenn bewährte Methoden schon ohne Erfolg angewandt worden sind[1].

---

[1] Einwände gegen die Dauer einer solchen Vorbeobachtung aus äußeren
Gründen (finanzielle Gründe, Verlängerung des Krankenhausaufenthaltes usw.)
können Anlaß sein, einen Patienten als zur Prüfung ungeeignet zu übergehen,
können aber niemals den Verzicht auf die ganz unentbehrliche Vorbeobachtungs-

Auch bei genügend langer Vorbeobachtungszeit ist es außerordentlich schwer, bei so chronischen Erkrankungen ein befriedigendes Urteil über die Wirkung einer Behandlungsmethode zu erlangen. Das Urteil gründet sich auf den *Verlauf der Erkrankung*. Erscheint dieser in der Vorbeobachtung völlig unbeweglich (bei graphischer Darstellung konstante, horizontale Kurve) und in der Behandlungsperiode immerhin in der Richtung der Heilung bewegt, so liegt der für die Urteilsbildung günstigste Fall vor; hier wie sonst ist die Entscheidung zwischen 0 und etwas immer leichter als zwischen etwas und mehr. Hat sich aber schon während der Vorbeobachtungszeit eine Besserung des Befunds bemerkbar gemacht, so wird bei einer fortschreitenden Besserung während der Behandlungsperiode dem Untersucher die Frage nach der Geschwindigkeit der Besserung in beiden Perioden bzw. nach deren Beschleunigung in der spezifischen Behandlungsperiode vorgelegt. Die Langsamkeit der Heilung einer chronischen Gelenkerkrankung findet ihren Ausdruck in einer höchst langsamen Veränderung der zur Verfügung stehenden Kriterien; es ist selbstverständlich, daß die Schwierigkeiten der Beurteilung immer um so größer sein werden, je träger die Veränderungen der Kriterien vor sich gehen. (Werden Kriterien in einem Koordinatensystem fortlaufend registriert, so ist es aus diesem Grunde zweckmäßig, den Maßstab der die Zeit darstellenden Abszisse um so kleiner und den Maßstab der das Kriteruim darstellenden Ordinate um so größer zu wählen, je langsamer die zu beobachtenden Entwicklungen vor sich gehen, damit Richtungsveränderungen der kriteriellen Kurve möglichst stark zum Ausdruck kommen.)

Der Beurteilung des Krankheitsverlaufs stehen bei Gelenkerkrankungen teils objektive, teils subjektive Symptome zur Verfügung. Die *objektiven Kriterien* sind vor allem die Größen- und Formveränderungen der Gelenke und deren Beweglichkeit, die teilweise auch durch Messung zahlenmäßig kontrolliert und aufgezeichnet werden können und müssen, soweit es möglich ist. An weniger spezifischen objektiven Symptomen kommen dazu die Senkungsgeschwindigkeit der roten Blutkörperchen und eventuelle Vermehrungen der jugendlichen Leukocyten der myeloischen Reihe des Bluts. Ebenso unentbehrlich werden aber die *subjektiven Kriterien*, die spontanen Schmerzen und die Schmerzen bei Bewegung sein. Die Bewegungsfähigkeit eines Gelenks ist großenteils eine Funktion seiner Schmerzhaftigkeit bei Bewegung; diese wird deshalb weitgehend in jener zum Ausdruck kommen. Die spontane Schmerzhaftigkeit aber kann nur als solche verfolgt werden. Die Notwendigkeit der graphischen Darstellung von Beschwerden wird hier einerseits sehr

zeit rechtfertigen. In Ausnahmefällen, in denen die Gleichartigkeit der häuslichen Pflege mit der Krankenhauspflege feststeht, darf — aber nur mit größter Skepsis — eine Kürzung der Vorbeobachtungszeit stattfinden.

dringend und andererseits besonders schwierig. Je länger eine Erkrankung dauert, um so schwieriger wird aus mnemotechnischen Gründen die gleichmäßige Beibehaltung des ursprünglichen Maßstabs in einer
Beschwerdekurve. Noch um ein Vielfaches problematischer aber ist
der Versuch, aus einer rein beschreibenden Darstellung eines Krankheitsverlaufs sich nachträglich ein Urteil über den Grad einer Heilungstendenz vor und während einer spezifischen Behandlungsmethode zu
bilden. Infolgedessen ist eine graphische Darstellung als das kleinere
Übel hier unentbehrlich.

Die therapeutische Untersuchungsmethodik bei **Ischias und anderen Neuralgien** deckt sich in vieler Beziehung durchaus mit der
der Gelenkerkrankungen. Die *Vorbeobachtungszeit* kann bei Ischias im
allgemeinen kürzer sein als bei den chronischen Gelenkerkrankungen;
sie ist auch abhängig von der Zeit, mit der eine Besserung eintreten
muß, sofern diese überhaupt auf die zu prüfende Behandlung soll zurück-
geführt werden dürfen; diese Zeit ist aber bei Ischias und den meisten
anderen Neuralgien schon deshalb im allgemeinen kürzer als bei den
chronischen Gelenkerkrankungen, weil auch die Dauer der Erkrankung
hier im Durchschnitt kürzer ist als dort.

Die Vorbeobachtung einer Erkrankung muß im allgemeinen um so
gründlicher sein, je spärlicher die *objektiven Kriterien* einer Änderung
des Krankheitsverlaufs sind und ferner je unmöglicher und unwahr-
scheinlicher es ist, daß die therapeutische Beobachtung am gleichen
Kranken wiederholt werden kann. Bei Ischias treten nun die objektiven Symptome durchaus zurück hinter den subjektiven; die einzigen
objektiven Merkmale überhaupt sind die Abschwächung und das Er-
löschen bzw. das Wiedererscheinen der Achillesreflexe und die *messende
Verfolgung* von *Muskelatrophien*. Die letzteren sind aber doch auf besonders schwere Fälle beschränkt und deshalb so selten, daß sie schon
deshalb zur Verfolgung eines Krankheitsverlaufs nichts Wesentliches bei-
tragen können; ganz abgesehen davon verlaufen ihre Ausbildung und
etwaige Rückbildung zu langsam, als daß sie als Kriterien öfters als
in Ausnahmefällen nützen könnten. Die Veränderungen der *Achillesreflexe* werden im allgemeinen früher manifest als die Atrophien, und die
Reflexe können sich auch rascher wiederherstellen als jene. Aber die
Hauptmasse der Ischiaserkrankungen geht auch nicht mit Reflex-
störungen einher, die deutlich genug wären, um an ihnen den Krankheitsverlauf mit einiger Sicherheit registrieren zu können.

So bleiben häufig nur die *subjektiven Kriterien*, die spontanen Ischias-
schmerzen und das Lasèguesche Phänomen; und zum mindesten sind
sie immer unentbehrlich. Bei beiden sind wir auf die subjektiven Empfindungen der Kranken angewiesen und auf deren guten Willen, der
bei einer so „volkstümlichen" und zur Ausnutzung sozialer Einrich-

tungen verlockenden Erkrankung wie der Ischias unvergleichlich schärfer geprüft werden muß als z. B. bei der Angina pectoris. Will man demnach eine ohne objektive Symptome verlaufende Ischias zur Prüfung einer therapeutischen Maßnahme benutzen, so wird man erst alle Mittel der Klarstellung anwenden müssen, angefangen von der Beobachtung des sich unbeobachtet fühlenden Kranken bis zur probatorischen Injektion; nur ganz unverdächtige Fälle dürfen in die Untersuchungsreihe aufgenommen werden. Nicht weniger notwendig ist selbstverständlich bei allen chronischen Gelenkerkrankungen und Neuralgien die *Unwissentlichkeit der Versuchsanordnung* während der ganzen Dauer der therapeutischen Beobachtung. Für die *graphische Verfolgung des Schmerzgrades* aber gilt die gleiche Rechtfertigung für deren Anwendung wie bei den chronischen Gelenkerkrankungen und es gelten ferner dafür die prinzipiell in Kapitel IV und speziell bei dem Kapitel Angina pectoris niedergelegten Methoden.

7. Magengeschwür.

Daß die phantastischen und höchst suggestiven Methoden der Reiztherapie sich in den jüngstvergangenen Jahren auch auf dem Gebiet des Magengeschwürs eine so große Verbreiterung erringen konnten, ist begründet in den übergroßen Schwierigkeiten, die sich hier mehr wie irgendwo sonst einer exakten Verfolgung des *Krankheitsverlaufs* entgegenstellen, und in der individuell höchst differenzierten und dazu verhältnismäßig großen *Dauer* dieser Erkrankung.

Die Konstituentia des Urteils über ein Magengeschwür und so auch über ein Mittel, dessen Wirkung auf ein Magengeschwür der Prüfung zu unterziehen ist, müssen sich auf Zustandsbilder des Geschwürs selbst beziehen oder auf Vorgänge, die in direkter Beziehung zu ihm stehen. Als solche *Kriterien* stehen zur Verfügung die Beobachtung der Blutung eines Geschwürs im Magensaft und im Stuhl, die Verfolgung der Heilung eines Geschwürs mit Hilfe der Röntgenuntersuchung und der Gastroskopie und schließlich die fortlaufende Beobachtung der für das Geschwür charakteristischen Beschwerden. Von diesen Kriterien sagt das erste, die *Blutung* und ihr Verlauf, über die Heilungstendenz überhaupt nichts Direktes aus, sondern nur über die Tendenz zum Verschluß des blutenden Gefäßes; diese braucht aber mit der Heilungstendenz nicht identisch zu sein und ist deshalb zum mindesten kein einwandfreies Kriterium der Heilung. Die beiden nächsten Kriterien, *Röntgenuntersuchung* und *Gastroskopie*, können wegen der mit ihrer häufigen Anwendung verbundenen Gefahren bzw. Unannehmlichkeiten nicht so häufig angewendet werden, wie es zur *fortgesetzten Beobachtung eines* **Krankheitsverlaufs** wünschenswert wäre. Sie sind auch oft genug sowohl allein als auch gemeinsam nicht imstande, ein Geschwür uns vor Augen zu führen. Ferner kann das röntgenologische Abbild eines Magengeschwürs bestehen bleiben, obwohl und während das Geschwür klinisch verheilt. Die Anwendung der Gastroskopie schließlich ist in einem nicht geringen Bruchteil der Kranken überhaupt kontraindiziert; trotzdem ist diese Methode in geeigneten Fällen noch am ehesten imstande, die Veränderung oder die Nichtveränderung eines Geschwürs unter dem Einfluß einer therapeutischen Methode zu verfolgen; aber das sind doch verhältnismäßig seltene Fälle.

Aus solchen Gründen sind diese drei Kriterien, so unentbehrlich sie für die Diagnose sind, nur in beschränktem Umfang brauchbar und auch gemeinschaftlich unzureichend für die fortlaufende Beobachtung eines Krankheitsverlaufs.

So fällt dem letzten Kriterium, das übrigbleibt, der *Beobachtung der Schmerzen,* ein großes Gewicht zu, ein Gewicht, dem leider keineswegs eine ebenso große Zuverlässigkeit entspricht. Schon sein subjektiver Charakter beschränkt seine Sicherheit, oft vergehen die Schmerzen rasch, so daß es vorzeitig ausscheidet, und zwar auch schon zu einer Zeit, in der die anderen Kriterien wie okkultes Blut oder die Gastroskopie keine Zweifel lassen, daß von einer Heilung noch keine Rede sein kann. Trotzdem sind die Schmerzen zumeist doch der wichtigste Gradmesser des Heilungsverlaufs, sofern die sämtlichen Kontrollmöglichkeiten eines subjektiven Kriteriums, besonders die Unwissentlichkeit und die graphische Aufzeichnung der Beschwerden, angewandt sind.

Die einwandfreie Feststellung *der* **Dauer** *einer chronischen Erkrankung* ist nur unter besonderen Bedingungen möglich. Ihr *Beginn* zwar ist oft mit genügender Sicherheit zu datieren; will man aber ihr *Ende* angeben, so wird man sich oft damit begnügen müssen, das Schicksal einzelner Symptome, ihr Verschwinden oder Wiedererscheinen zu verfolgen. Die Feststellung der Krankheitsdauer stellt sich deshalb bei chronischen Erkrankungen in höherem Maße als sonst als *Funktion des Krankheitsverlaufs* dar. Dazu hängt die Dauer einer chronischen Erkrankung in ganz besonders hohem Grade von individuellen (bzw. konstitutionellen) Faktoren ab, so daß das aus der Krankheitsdauer abgeleitete Urteil über ein Heilmittel sich bei einer chronischen Erkrankung auf eine außerordentlich große Anzahl beobachteter Fälle stützen muß, um selbst genügend gestützt zu erscheinen. All dies gilt auch für die Feststellung der Dauer eines Magengeschwürs.

Daß der Stillstand einer *Magenblutung* nichts aussagt über die Ausheilung, also das Ende des Magengeschwürs, ist selbstverständlich; das Geschwür kann längst aufgehört haben zu bluten, wenn die Heilung noch in weiter, jedenfalls unbekannter Ferne steht. Für das *Röntgenbild* gilt das Umgekehrte: das typische Bild eines Magengeschwürs kann bestehen bleiben, während der Patient sich praktisch schon längst als genesen erwiesen hat, weil es uns bislang jedenfalls noch nicht möglich ist, Geschwür und Narbe im Röntgenbild einwandfrei zu unterscheiden. Die Beurteilung nach der Dauer der *Schmerzen* aber hat an Wert verloren durch die Tatsache, daß der Schmerz kein obligates Attribut des Magengeschwürs ist und daß er verschwinden kann, obwohl das Geschwür nach der Aussage anderer Symptome noch nicht sicher ausgeheilt ist. Es bleibt die *Gastroskopie*; sie ist im Prinzip die souveräne und objektive Methode der Beobachtung des Verlaufs und der Dauer (vielleicht später einmal auch der konservativen Behandlung) des Magengeschwürs, und es ist alles daran zu setzen, daß sie dies auch praktisch in größerem Umfang als zur Zeit werden kann durch Beseitigung ihrer technischen Mängel.

Wird der Versuch gemacht, verschiedene Behandlungsmethoden nach der Dauer der Heilung zu vergleichen, so muß die Gleichheit der Behandlungsgrundlagen (bei Prüfung eines Medikaments insbesondere der Diätformen) mit unermüdlicher Rigorosität durchgeführt werden; aber auch unter dieser Voraussetzung besteht nur dann Aussicht auf Erfolg, wenn die Zahl der beobachteten Magengeschwürskranken eine ungewöhnlich hohe ist. Je unvollkommener die Kriterien einer Erkrankung sind, um so unentbehrlicher wird die lückenlose Ausnutzung aller erreichbaren kriteriellen Möglichkeiten und dazu die Fernhaltung von allen irgendwie vermeidbaren Störungen, Mitursachen und Komplikationen sein. Dieser Grundsatz gilt in besonders hohem Maße für die Magenerkrankungen. Ist es nicht möglich, auch die zweite dieser Forderungen hier durchzuführen, dann ist jede therapeutische Untersuchung von vornherein aussichtslos.

Entstehung, Erkennung und Behandlung innerer Krankheiten. Von Dr. Ludolf Krehl, Professor in Heidelberg.

Band I: Die Entstehung innerer Krankheiten. Pathologische Physiologie. Vierzehnte Auflage. XII, 716 Seiten. 1932. RM 39.60; gebunden RM 42.—

Band II: Die Erkennung innerer Krankheiten. Zweite Auflage. X, 197 Seiten. 1932. RM 12.80; gebunden RM 14.80

Band III: Die Behandlung innerer Krankheiten. In Vorbereitung.

Lehrbuch der inneren Medizin. Von G. v. Bergmann (mit F. Stroebe), R. Doerr, H. Eppinger, Fr. Hiller, G. Katsch, L. Lichtwitz (mit A. Renner), P. Morawitz, A. Schittenhelm (mit E. Hayer), R. Siebeck, R. Staehelin, W. Stepp, H. Straub, S. J. Thannhauser. In zwei Bänden. Mit 276 Abbildungen. I. Band: X, 893 Seiten; II. Band: XIII, 782 Seiten. 1931. RM 45.—; gebunden RM 49.80

Grundriß der inneren Medizin. Von Dr. A. von Domarus, Direktor der Inneren Abteilung des Städtischen Krankenhauses Berlin-Weißensee. Sechste, verbesserte Auflage. Mit 63 zum Teil farbigen Abbildungen. XI, 670 Seiten. 1932. Gebunden RM 16.80

Therapie innerer Krankheiten. Von Geheimem Medizinalrat Professor Dr. Alfred Goldscheider. Zweite Auflage. (Bildet Band XIII der „Fachbücher für Ärzte", herausgegeben von der Schriftleitung der „Klinischen Wochenschrift".) VIII, 439 Seiten. 1931. Gebunden RM 28.80*

Grundriß der gesamten praktischen Medizin. Zugleich zweite Auflage von Band III der „Therapie des praktischen Arztes". Bearbeitet von G. v. Bergmann - Berlin, A. Bittorf - Breslau, G. Fischer - Hamburg, E. Frank - Breslau, W. Fürnrohr - Nürnberg, W. Grüter - Marburg a. L., Chr. Harms - Mannheim, H. Hildebrand - Marburg a. L., H. Hübner - Bad Salzuflen, G. Katsch - Greifswald, F. Kirstein - Bremen, M. Klotz - Lübeck, H. Loebell - Marburg a. L., F. Löning - Harburg, G. Magnus - Bochum, Ed. Müller † - Marburg a. L., P. Neukirch - Düsseldorf, J. Raecke † - Frankfurt a. M., F. Rosenthal - Hamburg, H. Schmidt - Schleicher - Marburg a. L., W. Uffenorde - Marburg a. L., F. Volhard - Frankfurt a. M., herausgegeben von Professor Dr. Ed. Müller †, Marburg a. L., und Professor Dr. A. Bittorf, Breslau. Mit 95 Abbildungen. I. Teil: V, 814 Seiten; II. Teil: III, 1261 Seiten. 1931.

In zwei Teilen gebunden (nur zusammen) RM 66.—*

Klinische Chemie. Von Professor Dr. med. L. Lichtwitz, Ärztlicher Direktor am Städtischen Krankenhaus zu Altona. Zweite Auflage. Mit 52 Abbildungen. VIII, 672 Seiten. 1930. RM 47.—; gebunden RM 49.60*

Lehrbuch des Stoffwechsels und der Stoffwechselkrankheiten. Von Dr. med. et phil. S. J. Thannhauser, o. ö. Professor der Medizin, Direktor der Medizinischen Klinik der Medizinischen Akademie Düsseldorf. Mit 94 teils farbigen Abbildungen im Text. XX, 741 Seiten. 1929. RM 56.80; gebunden RM 59.80*

Die Krankheiten des Herzens und der Gefäße. Von Dr. Ernst Edens, a. o. Professor an der Universität München. Mit 239 zum Teil farbigen Abbildungen. VIII, 1057 Seiten. 1929.

RM 66.— ; gebunden RM 69.—*

** Auf alle vor dem 1. Juli 1931 erschienenen Bücher wird ein Notnachlaß von 10% gewährt.*